JN083313

脳にも悪い！

違反食品

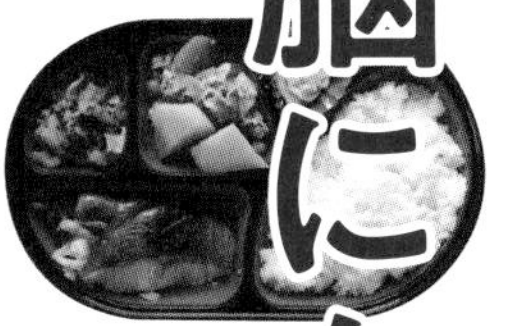

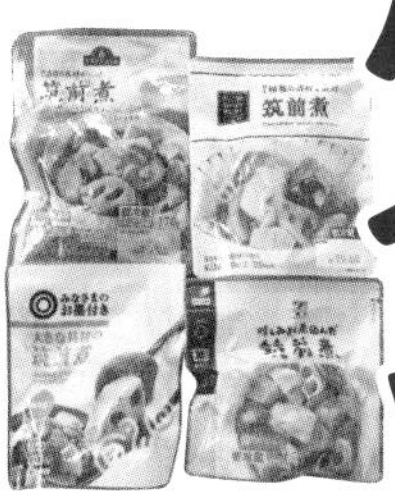

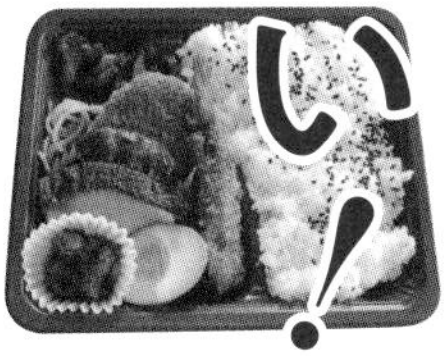

小若順一
国光美佳
食品と暮らしの安全基金

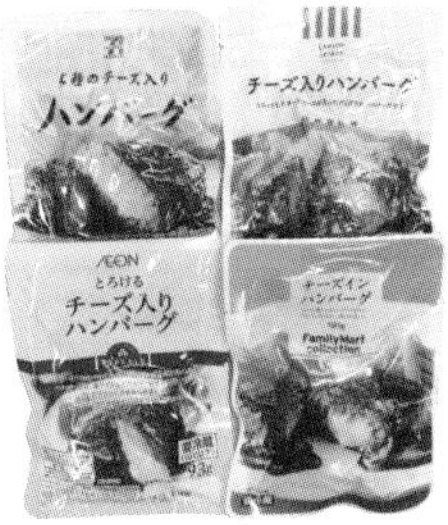

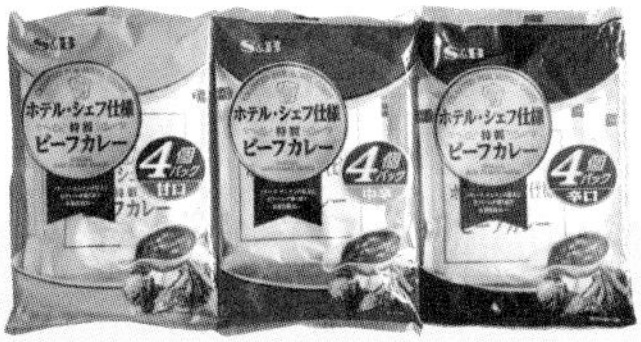

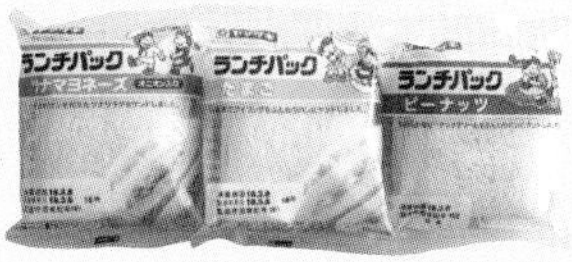

まえがき

不調が続いていたり、病気が治らないでいる方、そんな家族、知人がいる方に、不調や病気の原因を取り除いて、食事で良くする方法を知っていただくのが本書です。

医者も栄養士もほとんど知りませんが、不調や病気が多い原因は、微量栄養素とミネラル不足です。微量栄養素は、熱、紫外線、活性酸素などで壊れ、食品に含まれる量を検査するのが難しいので、私たちは14年前から壊れないミネラルを検査してきました。

大手スーパーやコンビニで、よく売れている人気の食品を買い、信頼できる検査機関に依頼して検査した数は２００を超えました。この実測値を「日本人の食事摂取基準」に当てはめると、ミネラル不足で心身に障害が起きている人は、国民の半数をはるかに超えます。

ミネラルが抜かれて減ったときに、ビタミンや、その他の微量栄養素も抜けて減っているので、市販食品を食べて心身に障害が出ている人はさらに多く、症状は深刻になります。

必要な栄養素が足りなくて心身の病気にかかっているのに、ほとんどの医師は原因を取り除こうとしないので病気が治りません。これが、慢性病が多い理由です。

栄養士は、ミネラルが抜かれて、たとえ100分の1になっていても、食品成分表を用いて栄養計算を行ない、足りていることにしがちです。だから、大手企業の社員食堂で栄養がありそうな食事を食べていても、ミネラル不足で頭の働きが鈍く、海外との開発競争に負けます。

それで、日本は衰退を続けているのです。

医師や専門家が本当の原因を知らないので、「治らない」としている発達障害。困り果てていた発達障害児を、お母さんと一緒に観察しながら、昔からミネラル摂取の一端を担ってきた天然ダシを使うところから始めて、食事を改善し、10年以上にわたって毎年数十人から数百人を良くしてきたのが、共著者になっていただいた国光美佳さんです。

子どもを笑顔にした感動の実例を第4章でお読みください。

ミネラル不足を解消することで勉強ができるようになった子は、数えきれないほどいます。そこで、第5章では、学年最下位に近いところからトップレベルの成績まで急上昇した2人を紹介しました。

また、ミネラルが足りていると、1食抜いても空腹感をあまり感じないので、楽に減量することができます。中年男性が10カ月で14kg減量し、人生観が変わった実例と、ミネラル不足で感覚が狂い、「香害」と言われるようになった化学物質過敏症が、ミネラル摂取で改善した事例を、第6章で紹介しました。

老化が進み始めていたときに、食事でミネラル摂取を始めると、若返ったように元気になって、人生を謳歌している女性2人も、第7章で紹介しています。

サプリメントでミネラル補給すると、悪い症状が早く改善します。でも、足りない栄養素をすべて補給できないので、しばらくするとまた悪くなります。それで私たちは、サプリメントをあまり用いず、天然ダシを基本にミネラルを補給しています。

天然ダシによるミネラル補給を始めたのは2008年です。すぐに感動的な実例が多数出てきたので、2010年2月に『食べなきゃ、危険！』を出版。

同年12月にミネラルの実測値を載せた『食事でかかる新型栄養失調』を出版して、ミネラル不足を改善するよう、食品企業、食品の業界団体、国、学会に働きかけました。しかし、ほんの少ししか改善の動きが出ませんでした。食事で体調が変化することは誰でも知っているのに、ミネラル不足の実測値を見せても組織は動かないのです。

ミネラルと微量栄養素の不足は深刻化し、病人は増える一方です。

私たちは、困っている人を救いたいのです。特に、子どもに食品で危害を加えたくないのです。そして、沈みつつある日本を救いたいのです。そう願いながら、本書を執筆しました。

2009年から発達障害児を救い続けて、日本の子どもを断然多く救ってきた国光さんが得たミネラルと微量栄養素の摂取ノウハウを、最後の第10章に紹介しました。

多くの消費者が消費行動を変えると、食品業者は、食品の成分をできるだけ抜かずに食品を製造したり、調理して、それを宣伝するようになります。

そうしているうちに、治らない病気や不調に苦しんでいる人が減ります。そうなると、微量栄養素がどのくらい含まれるかがわかるように栄養表示が改善されます。そして、日本は再生に向かって歩み始めます。

本書が、その役割を果たせるように願っています。

２０２３年９月

食品と暮らしの安全基金（日本子孫基金）

代表　小若　順一

脳にも悪い！違反食品◉もくじ

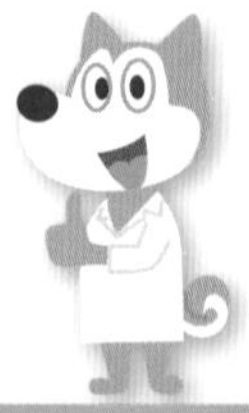

第2章 発達障害児が激増する原因――小若順一

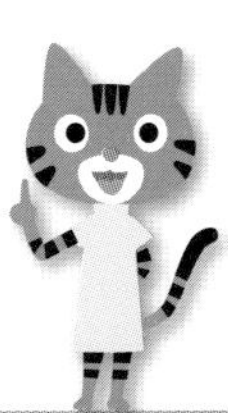

第3章　ミネラルが少ない理由――小若順一

第4章　笑顔を取り戻した子どもたち――国光美佳

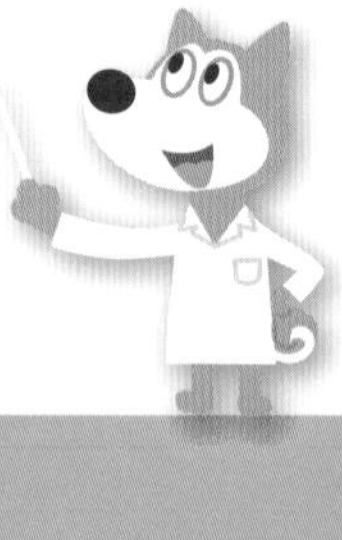

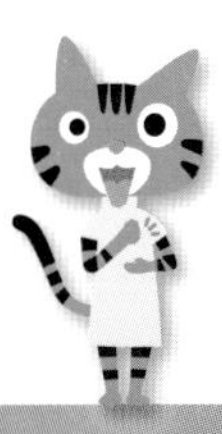

第9章 「失われた30年」の原因――小若順一

第10章 「いつでも、どこでも、誰でもできる」ミネラル摂取法――国光美佳

ブックデザイン◉石川直美
本文イラスト◉植本勇
図表作成◉二神さやか
本文組版◉閏月社

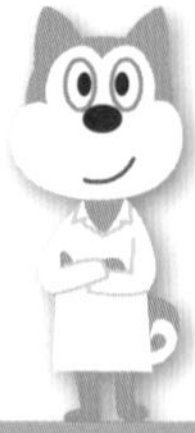

第1章

17の「違反食品」

小若順一

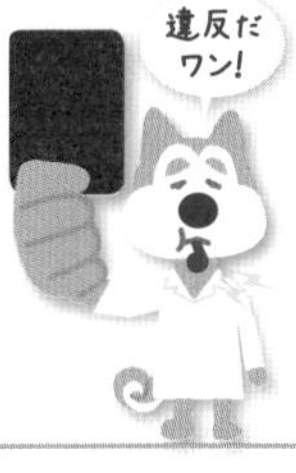

●日本人の食事摂取基準

ふつうに食事をしていると、日本人は健康を損なうほどのミネラル不足、微量栄養素不足になる食生活になっている。

栄養素が不足しているかどうかは、「日本人の食事摂取基準」で判断できる。

栄養素が過不足になったときの危険性の概念図を左ページに掲載した。

人間が必要としている栄養素は、摂取量ゼロが続くと必ず病気になる。これが左端の「不足のリスク」1・0。

必要な栄養素でも、過剰な摂取量が続くと病気になる。右端の「過剰摂取によって健康障害が生じるリスク」で、塩を毎日50g飲むと必ず病気になるようなケースが1・0。

本書は栄養不足を取り上げているので、図の左半分を用いている。

「推定平均必要量」が設定され「不足のリスク」0・5とある。わかりやすく言うと、生活習慣病にかかっている人の50％が1日に食べている栄養素の量である。

健康に何も問題がなくなる量を見つけるのは難しいので、栄養素ごとに「推定平均必要量」に係数を掛けて、「健康障害が生じるリスク」が0・025の「推奨量」が設定されている。

15ページから市販弁当、冷凍食品、レトルト食品、コンビニ食品に含まれるミネラルの実測値を棒グラフにして紹介するが、上の緑色の点線が「推奨量」、その下の黄色の点線が「推定

食事摂取基準の各指標を理解するための概念図

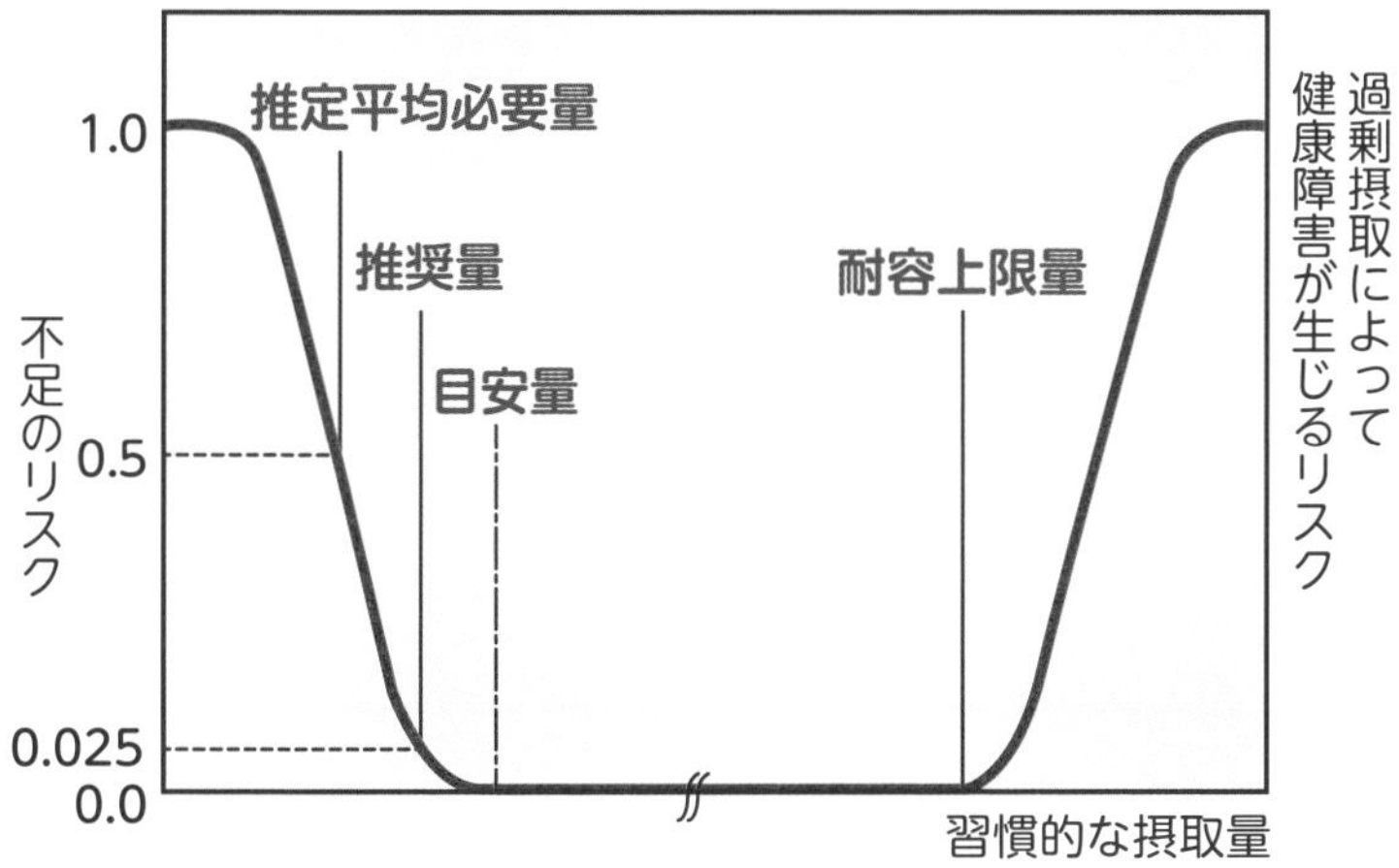

平均必要量」。

この２つの基準に、１日分の食事に含まれるカルシウム、マグネシウム、鉄、亜鉛の含有量を当てはめると、どれくらい少ないかが一目でわかる。

銅は検査して、全体としては推奨量を超えていたので掲載していない。

カリウムは、推定平均必要量が設定されていないので掲載していないが、少量しか摂取できていない人がたくさんいる。

●市販弁当で1日をすごす

市販弁当だけを食べて毎日をすごしたら、ミネラルはどれくらい不足するだろうか。
13種類の市販弁当のカルシウム・マグネシウム・鉄・亜鉛の実測値から、1食分の平均値を計算し、それを3倍にして、1日の食事摂取基準と比較したのが左図である。

4つのミネラルがすべて、黄色の「推定平均必要量」より少ないから、市販弁当を習慣的に食べている人は、ミネラル不足で心身を害していることになる。

じつは、市販弁当の検査ではもっと低い値が続いていた。

そこへ、カルシウムが推奨量の3倍、マグネシウムも推奨量を大きく超える「おこわ米八」が出てきて、ほっとした記憶がある。『食事でかかる新型栄養失調』では、「食品添加物が多いのでお勧めはできない」と書いたが、これほどミネラルが不足している状況の中では、添加物でミネラルをとってもかまわない。今は、市販弁当のお勧めは「おこわ米八」で、しかも断然1位と紹介している。

安い弁当やダイエット弁当はもちろん、健康に良さそうな名前の駅弁「たっぷり野菜弁当」「30品目バランス弁当」、デパートの高級弁当も、4ミネラルがすべて推奨量に届かない。

だから、市販弁当を食べている人は、健康を損ねる道を歩んでいることになる。

市販弁当で1日をすごす（13種類・36弁当の1食平均値×3）

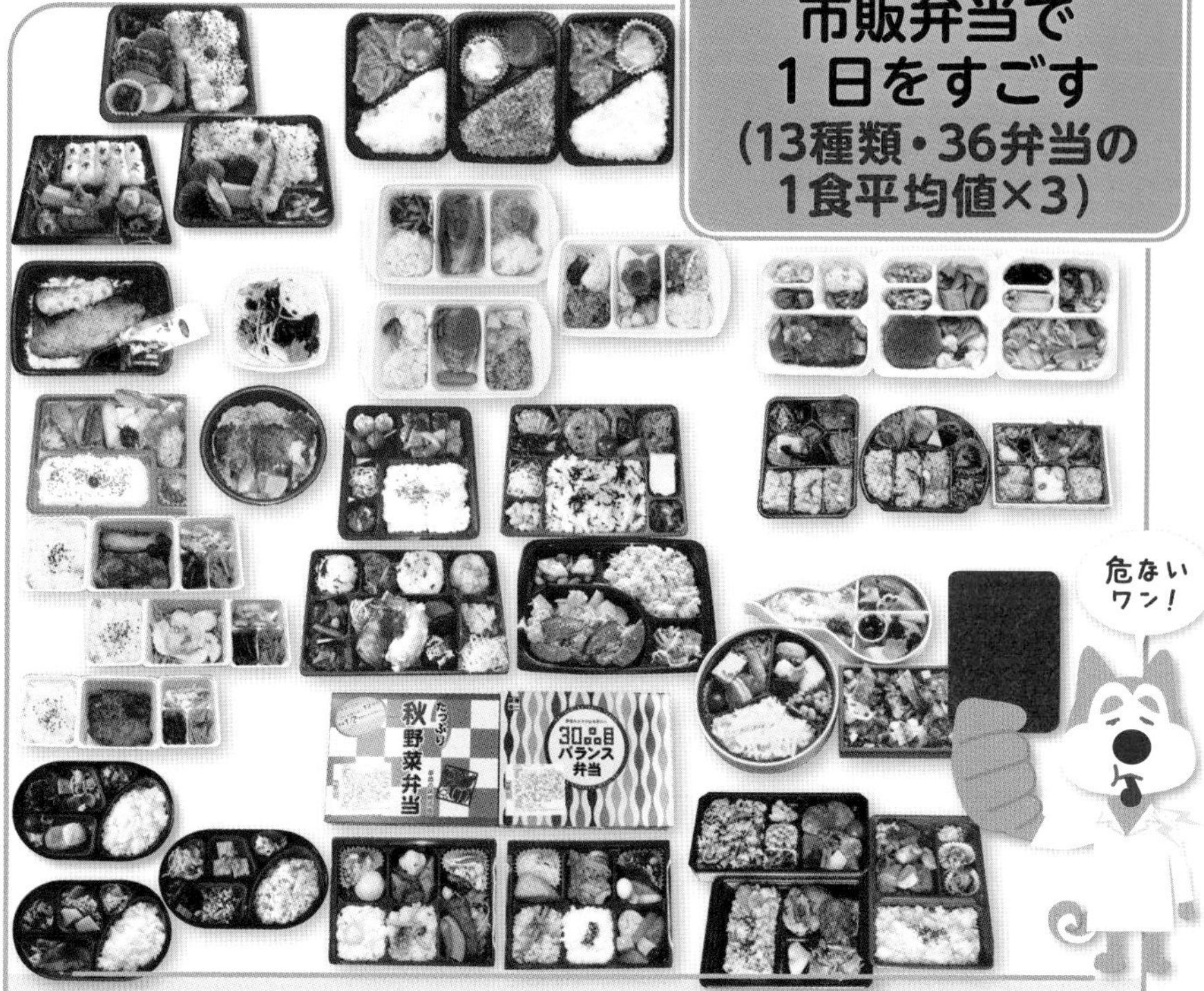

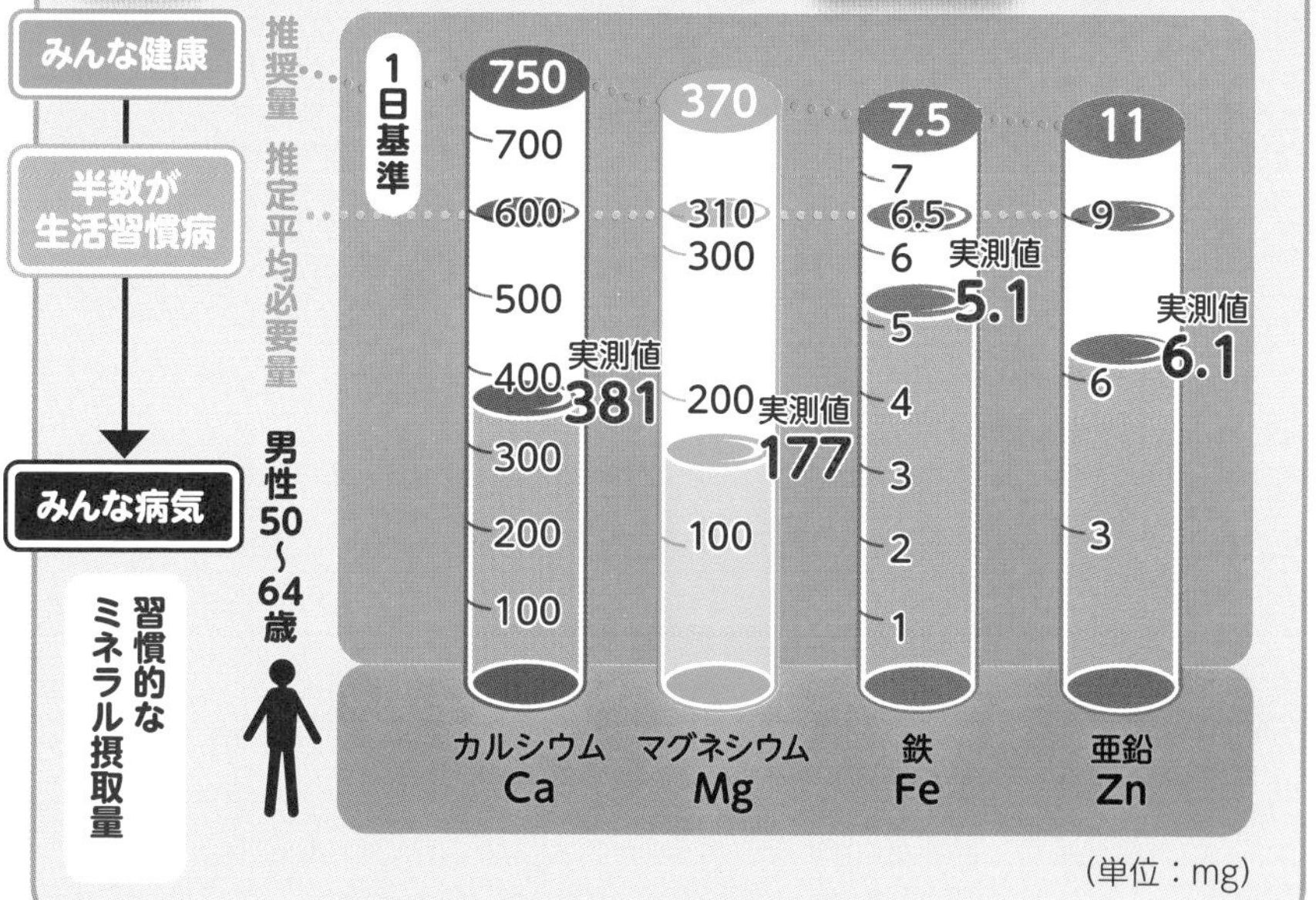

●調理済み冷凍食品で1日をすごす

冷凍食品には、どれくらいミネラルが含まれているのだろうか。

調理済み冷凍食品をたくさん買ってきて、そこから取り出した冷凍食品だけを食べて、1日をすごすメニューを、スタッフだった若い女性に組んでもらった。

朝からピザとフライドポテト？　と疑問に思うこともあるが、昼はエビピラフに、魚、肉、緑の野菜、夜は五目チャーハンに、枝豆、鶏のから揚げ、ブロッコリー、餃子というメニューだった。

昼と夜は緑の野菜と、さや付きで中身が抜けていないように見える枝豆もついている。混ぜご飯と、緑の野菜、肉、魚、豆が入っているから、これだけ食べれば一つや二つは推奨量を超えるだろう、と思いながら検査に出すと、4ミネラルがすべて、黄色の「推定平均必要量」を下回っていた。

1ミネラルが推定平均必要量を下回ると、半数以上の人が生活習慣病にかかっているのだが、それが4つもある。だから、ほとんどの人が病気になってしまうことになる。

一番少ないのがカルシウム。牛乳を1杯（200㎖）飲んだだけでは、推奨量に届かない。

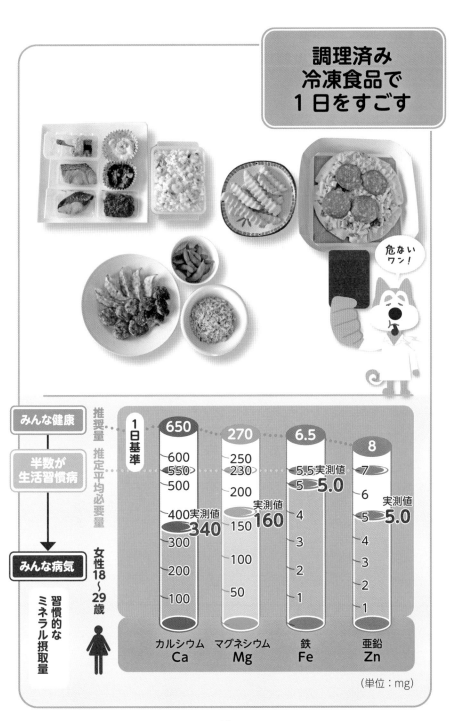

調理済み冷凍食品で1日をすごす

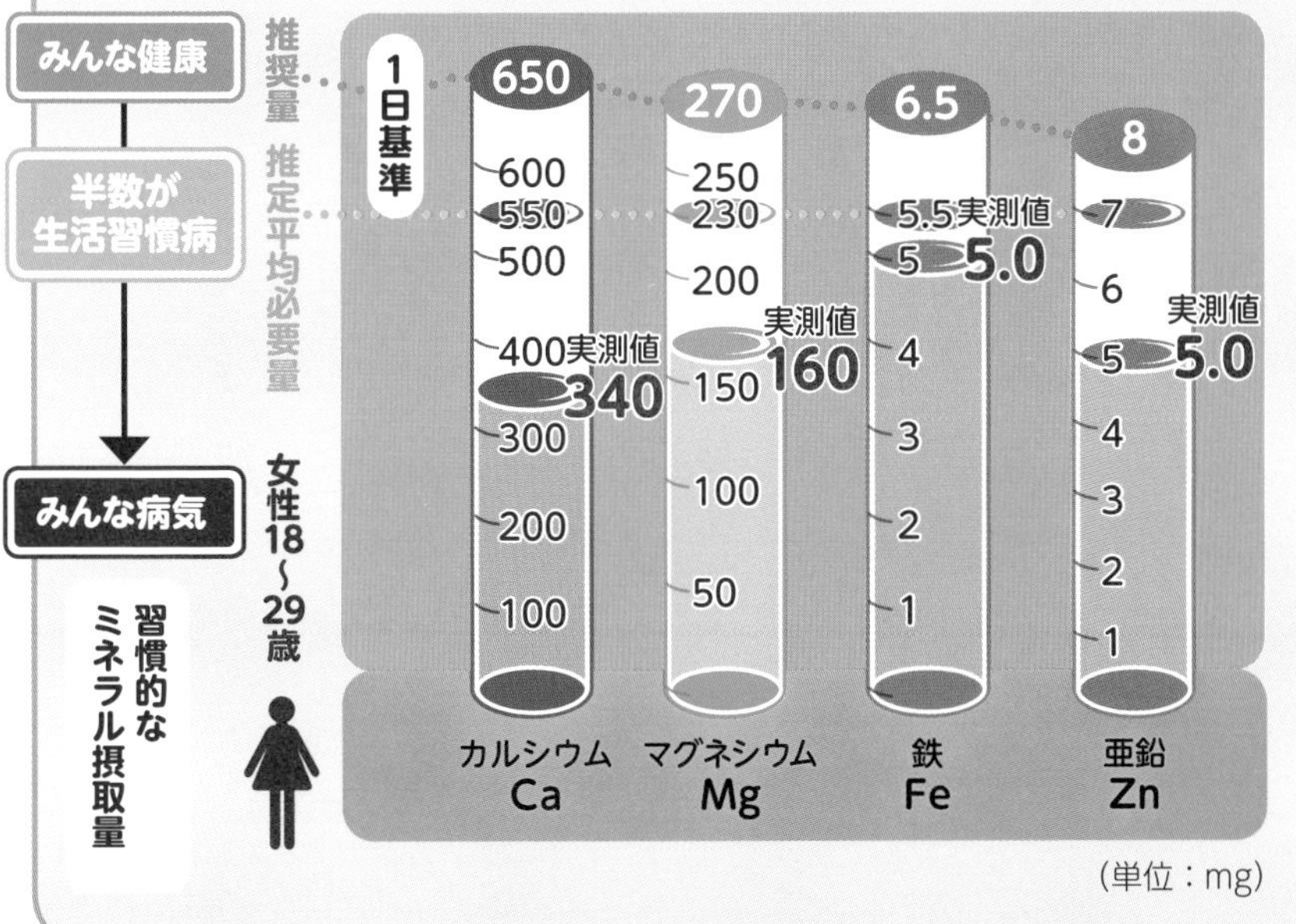

●レトルト食品で1日をすごす

レトルト食品をパックご飯などにかけ、さらにふりかけもかけて、1日3食、子どもが食べるメニューも組んでもらった。

朝食は、カレー、パックご飯、福神漬け、昼食は、粉末カボチャのポタージュスープと、パック入りミートドリア、3時のおやつに、ポテトチップスのコンソメ味を1袋、夕食は、パックご飯に「野菜あんかけ丼」をかけ、さらに「のりたま」1袋をふりかける設定だ。

ひどい食事だ、と思う人も多いだろうが、これよりひどい食事をしている子もいる。

これらを混ぜて検査に出すと、4ミネラルが「推定平均必要量」を下回っていた。

レトルト食品を習慣的に食べている子どもは、食事摂取基準では、半数を大きく上回る子が病気にかかることになっている。

レトルト食品は、精製してミネラルを激減させた原料を用いている。ビタミンなどの微量栄養素も精製するときに抜けるから、子どもを病気にする典型的な食品になっていたのである。

カルシウムは、常識では考えらないほど少ない。この食事だと牛乳を1日に2杯（400㎖）飲んでも、推定平均必要量に届かない。

レトルト食品で 1日をすごす

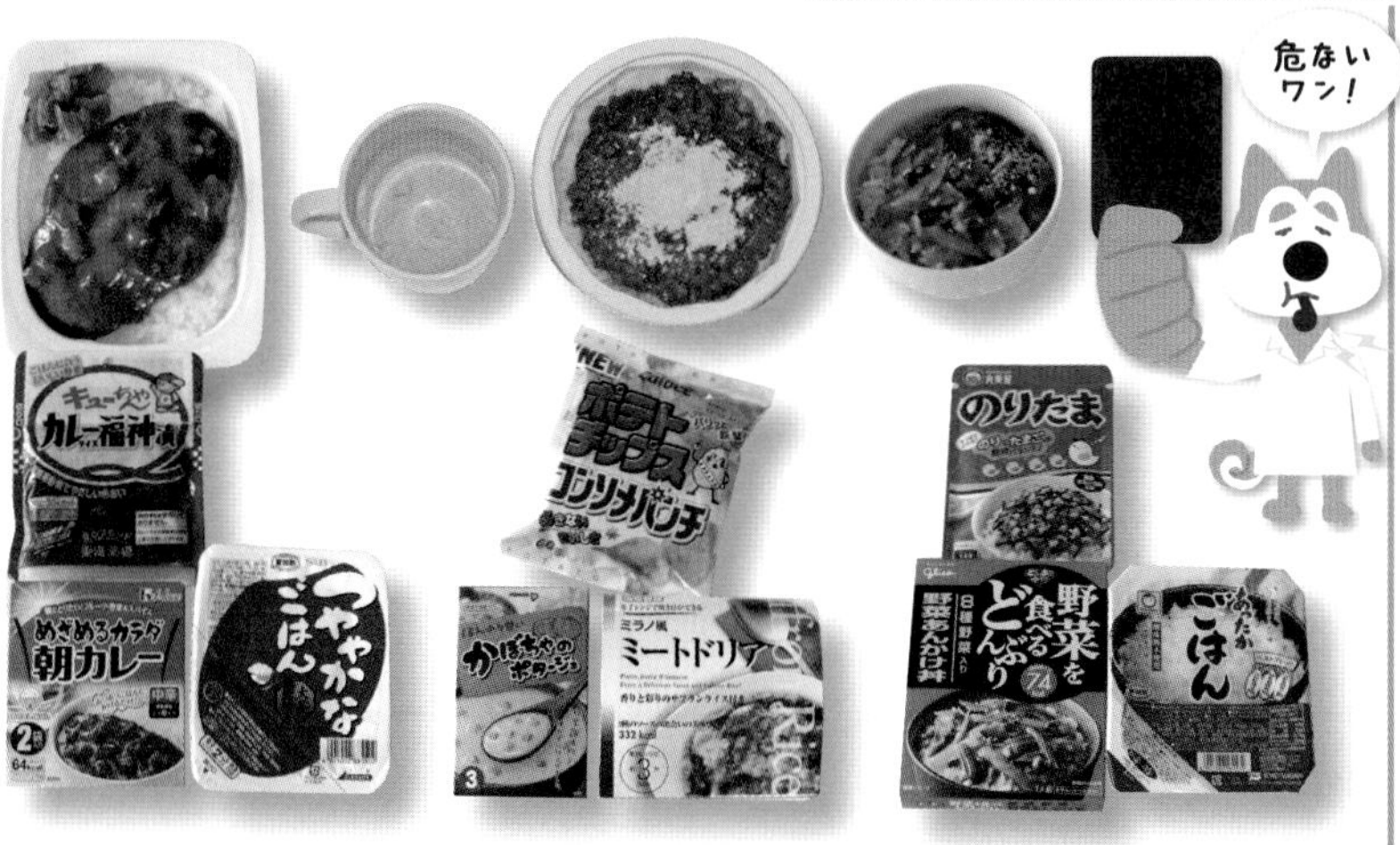

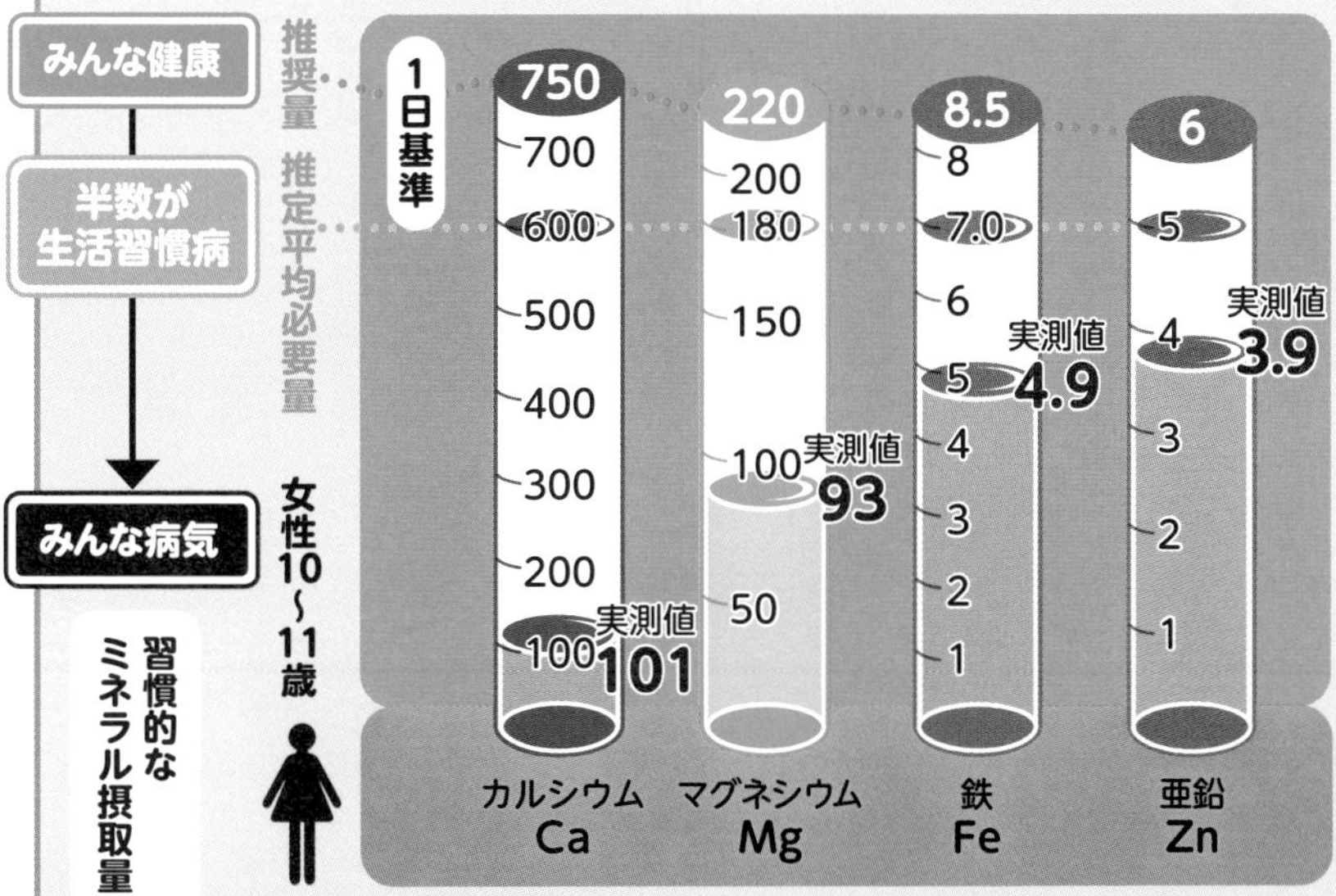

（単位：mg）

●コンビニの食品で1日をすごす

最大手のコンビニで買った食品だけで1日をすごすと、ミネラルは足りるかを検査した。朝食は「バタースコッチパン」に「コーンポタージュスープ」と「リンゴヨーグルト」。昼食は「緑茶」を飲みながら、「幕の内弁当」と「野菜サラダ」を食べた後、「ヤクルト」。夕食は缶酎ハイを飲みながら、「鶏のから揚げ弁当」と「ポテトサラダ」1袋と「お新香」を1パック食べる設定だ。

悪くはないメニューだと思うが、この1日分の食事を検査すると、4ミネラルとも摂取量が「推定平均必要量」を大きく下回った。だから、食事のほとんどをコンビニで買っている人は、ミネラル不足で生活習慣病にかかっている人が多いことになる。

ミネラル不足の裏に微量栄養素不足が潜んでいるから、心身の能力が低下して不調になり、それが人生のネックになっている可能性もある。

どのコンビニも、最大手の味に追随したので、コンビニはどこを利用してもミネラルと微量栄養素不足になる可能性が高いと考えられる。

コンビニの食品で1日をすごす

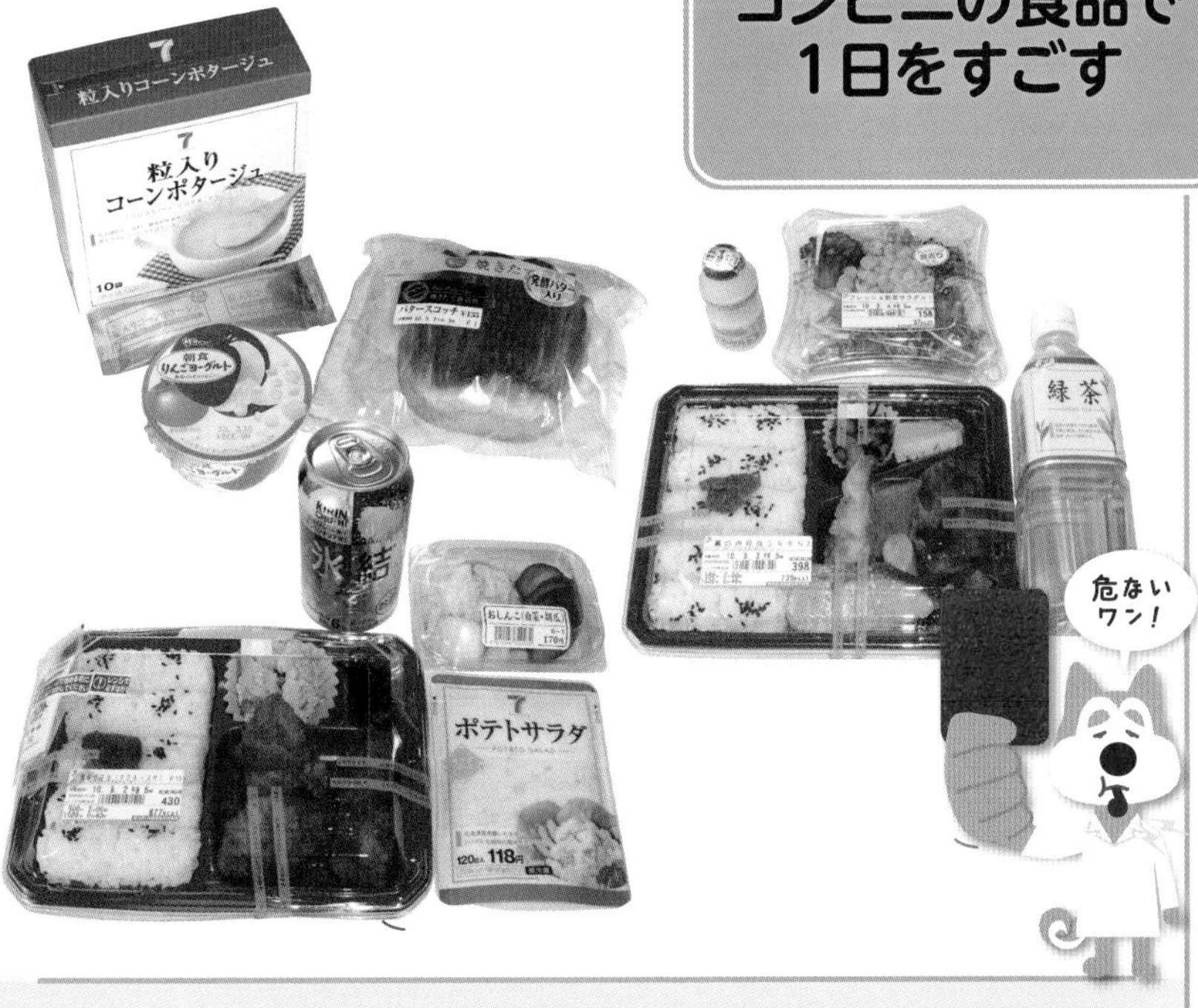

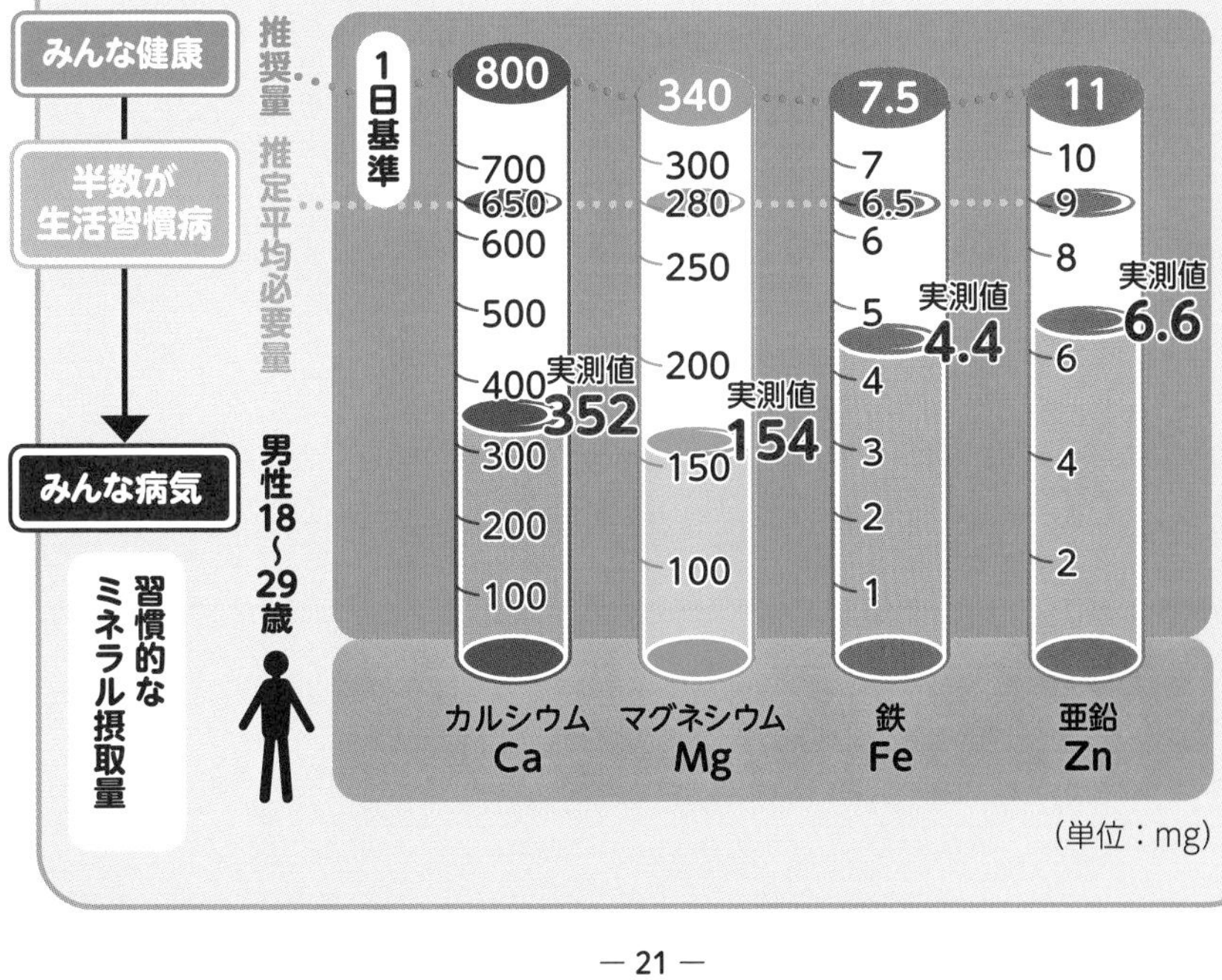

●栄養不足で多くの人が病気になっている

市販弁当、冷凍食品、レトルト食品、コンビニ食品をよく食べている人は、カルシウム、マグネシウム、鉄、亜鉛が不足して、病気や不調になりやすい。

これに別の微量栄養素の不足も加わるので、病気や不調は深刻化する。

汚染物質、農薬、食品添加物などの化学物質が、人に病気を起こしていることがわかったら、大問題になって摘発される。

ところが栄養素は、不足して病人を出していても問題にならない。私たちは〝大不足〟を発見し、多数の病人が出ていることを知って、ミネラル不足を解消するために15年ほど活動してきた。そのことは第2章で述べる。

本章では、カル・マグ・鉄・亜鉛が特に少なくて、多くの人を病人にしている市販食品を、「違反食品」として紹介する。

●「違反食品」とは何か

「日本人の食事摂取基準」は、男女・年齢別に、1日の基準が設定されている。ここからは1食分の食事と比較できるように、「50歳～64歳・男性」の基準を3分の1にし、

①1食分として販売されている食品の、カルシウム・マグネシウム・鉄・亜鉛の実測値が、す

べて推定平均必要量の80％以下か、

②市販食品に、ご飯、みそ汁、サラダ野菜の「基本セット」をつけて、ふつうの食事にし、それら1食分のカル・マグ・鉄・亜鉛がすべて推定平均必要量の80％以下になる、そんな市販食品を「違反食品」とした。ただし、冷凍カップ総菜のように、量が少ないものは、ミネラルが抜かれていても「違反食品」の対象にはしていない。

そして、検査した食品の写真と、1食分の実測値をグラフ化して掲載した。

●人気の「違反食品」を食べないとストレスがたまる

検査した食品は、同類の食品で一番売れているものと、人気のあるものばかりだから、食べなくするとストレスがたまりそうだ。

だから、「違反食品」を食べながら、食べる量を3分の1ぐらい減らして、その分をミネラル豊富な食材で代替することでミネラル不足を防ぐ対策を書いた。

行儀の悪い食べ方や、間食だけでなんとかする方法も述べたが、食事の栄養を少しでも良くするための苦肉の策なので、ご了承いただきたい。

●ミネラル補給する分量の目安

1000年以上前から日本人のミネラル摂取を担ってきた天然ダシを用いるのが、一番簡単で確実にミネラルを補給できる方法である。

昔はみそ汁にイワシや昆布を入れてダシをとり、みそ汁を飲みながら、それらを食べていた。今はそんな食べ方をする人はまれだから、イワシや昆布の「粉末」を汁物に入れるのがいい。別の魚の粉末も入れれば、栄養の幅が広がる。私は、飛魚を数割混ぜると健康になった。うま味調味料のおいしさは口先だけだ。そこに天然ダシのミネラルが加わると、体が喜ぶおいしさになる。感覚的には、ここがポイントで、体が喜ぶおいしい食事を食べていると、苦労せずに病気から解放される人がたくさん出てくる。

問題はどのくらい入れるかだ。「ほんだし」などの調味料を入れるスプーンでは小さすぎる。われわれが2010年から、不調や病気を良くするために使用している天然ダシ粉末と、ゴマ天然ダシ粉末のミネラルを検査し、実測値を左ページに掲載した。

この2つのうち、「違反食品」に合うほうを、1杯10gの大さじで「違反食品」に何杯入れると、どのミネラルが推奨量を超えるかを、グラフの下に示した。大さじ3杯はかなり多いが、昔、みそ汁にダシとして入れ、それを食べていたころはもっと多かった。だから、不調を解消したいなら、示した大さじの数は最低量と考えるほうがいい。

天然ダシ粉末
(10g)

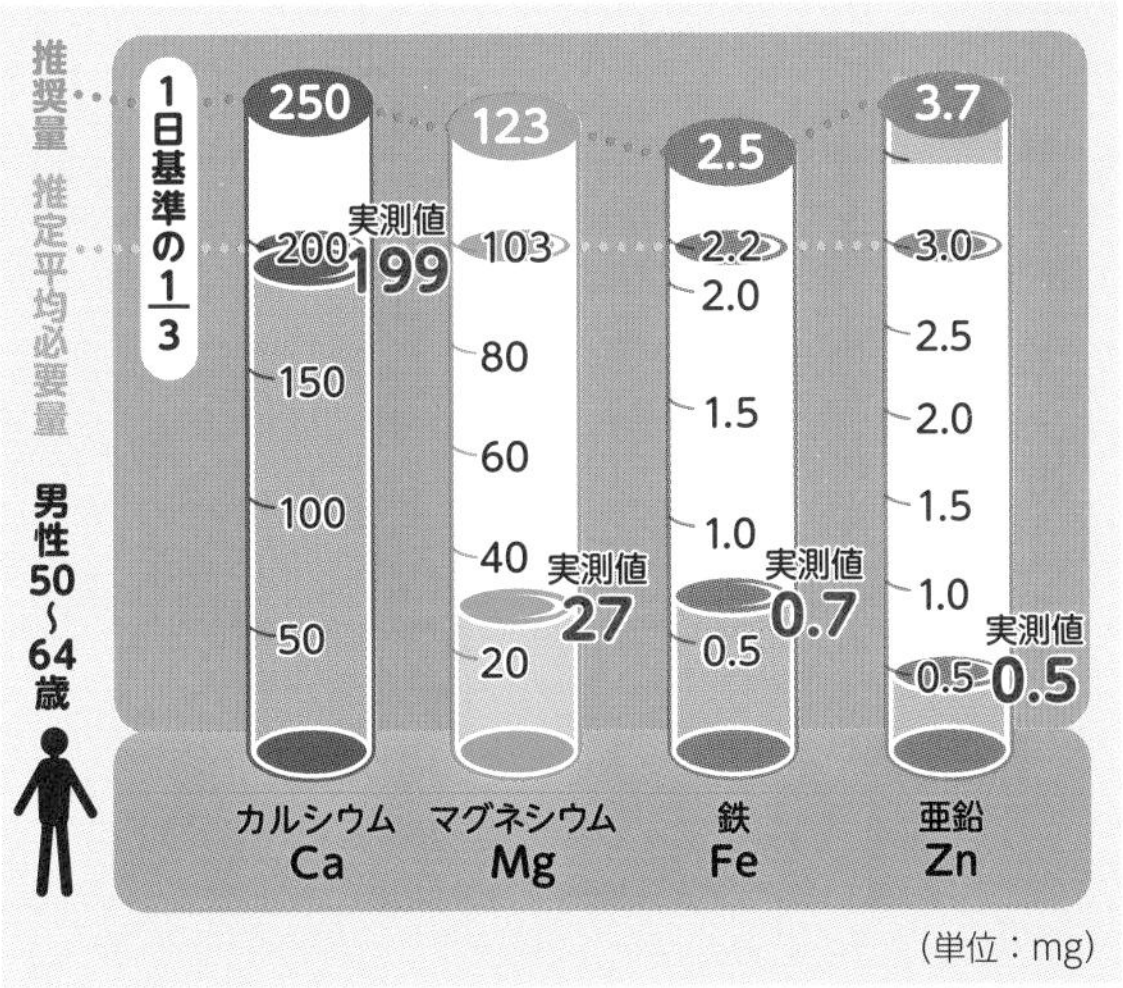

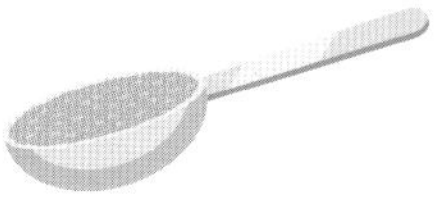

[原材料]
イワシ煮干し
焼きあご
昆布

ゴマ天然ダシ粉末
(10g)

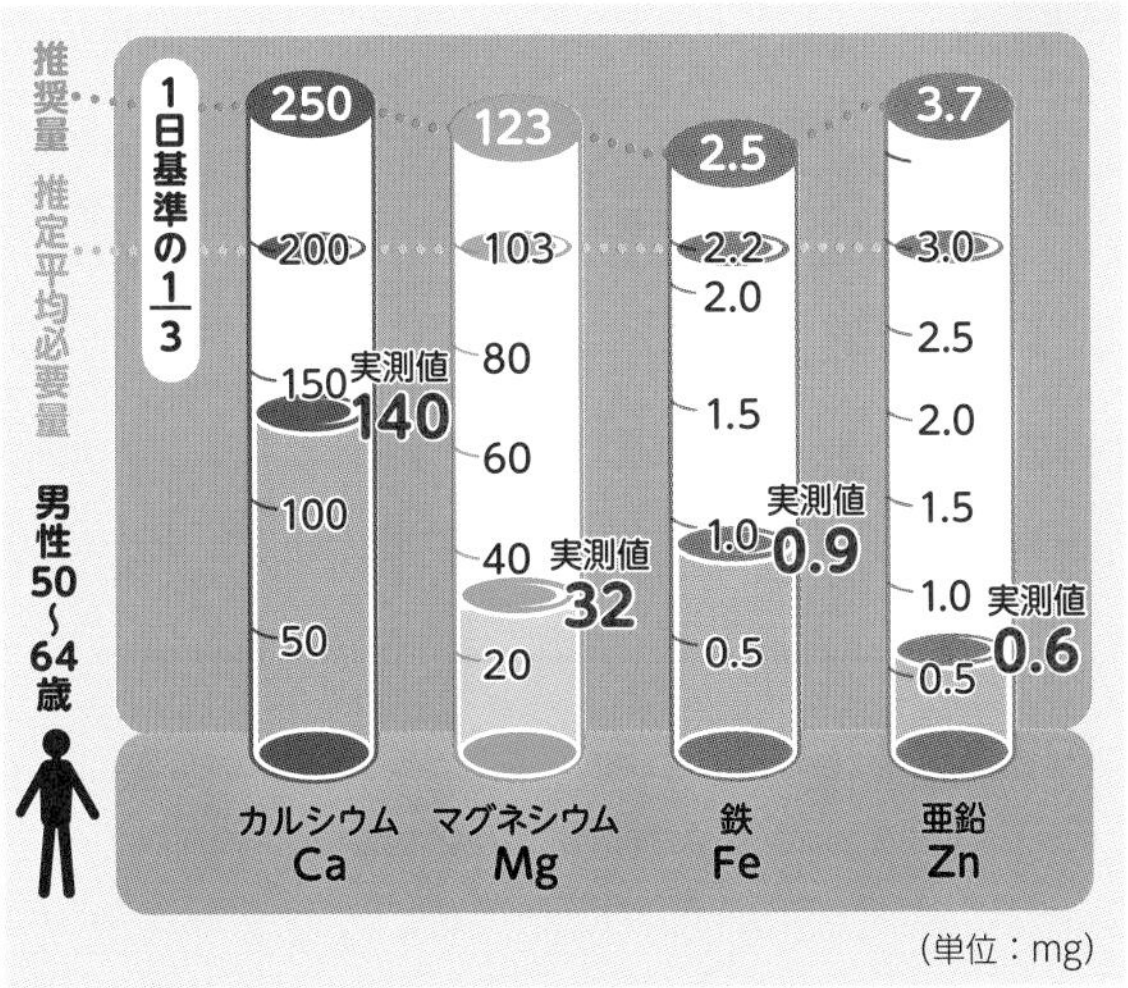

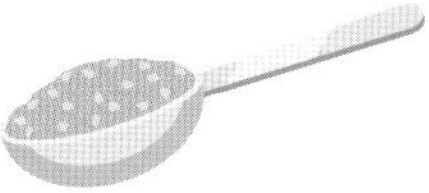

[原材料]
ゴマ
イワシ煮干し
焼きあご
昆布

●違反食品①：コンビニ幕の内弁当

肉、魚、海老、卵、野菜、海藻が入り、栄養バランスが良さそうで、ご飯にはゴマがかかっているから、ミネラルが豊富に見える「幕の内弁当」。コンビニ大手3社の「幕の内弁当」を混ぜて検査に出し、結果を1食分に換算した。

すると、4ミネラルがすべて推定平均必要量の半分以下。この弁当を習慣的に食べていると、ほぼ全員が病気になることを、食事摂取基準が保証している。

こんなに危険なのに、国は食育で10年ほど前まで、コンビニで買う弁当は、肉、魚が入り、副菜が多い「幕の内弁当」がいいと推奨していた。2010年に『食事でかかる新型栄養失調』で「幕の内弁当」の実測データを公表したら、推奨しなくなったが、ミネラルを増やす措置を取らなかったので、それ以降も市販食品のミネラルは減り続けた。

今のコンビニ幕の内弁当は、量が少なくて、野菜も少なくなっている。しかも、刻んでいない生野菜の葉を除けば、野菜の中身が抜かれている。

コンビニ弁当と一緒に、ヒジキの入った豆腐バーを買い、その後、菓子コーナーに行って、アーモンドチョコレートを買って1箱（88g）食べれば、カルシウム、マグネシウム、鉄が推奨量を超え、ミネラルは問題のない食事になる。

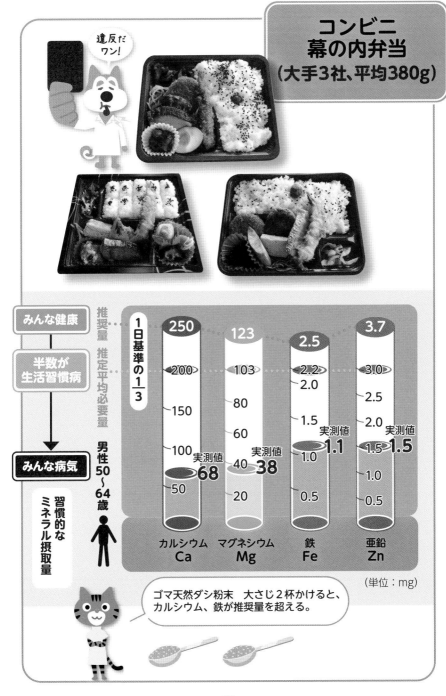

コンビニ 幕の内弁当 (大手3社、平均380g)

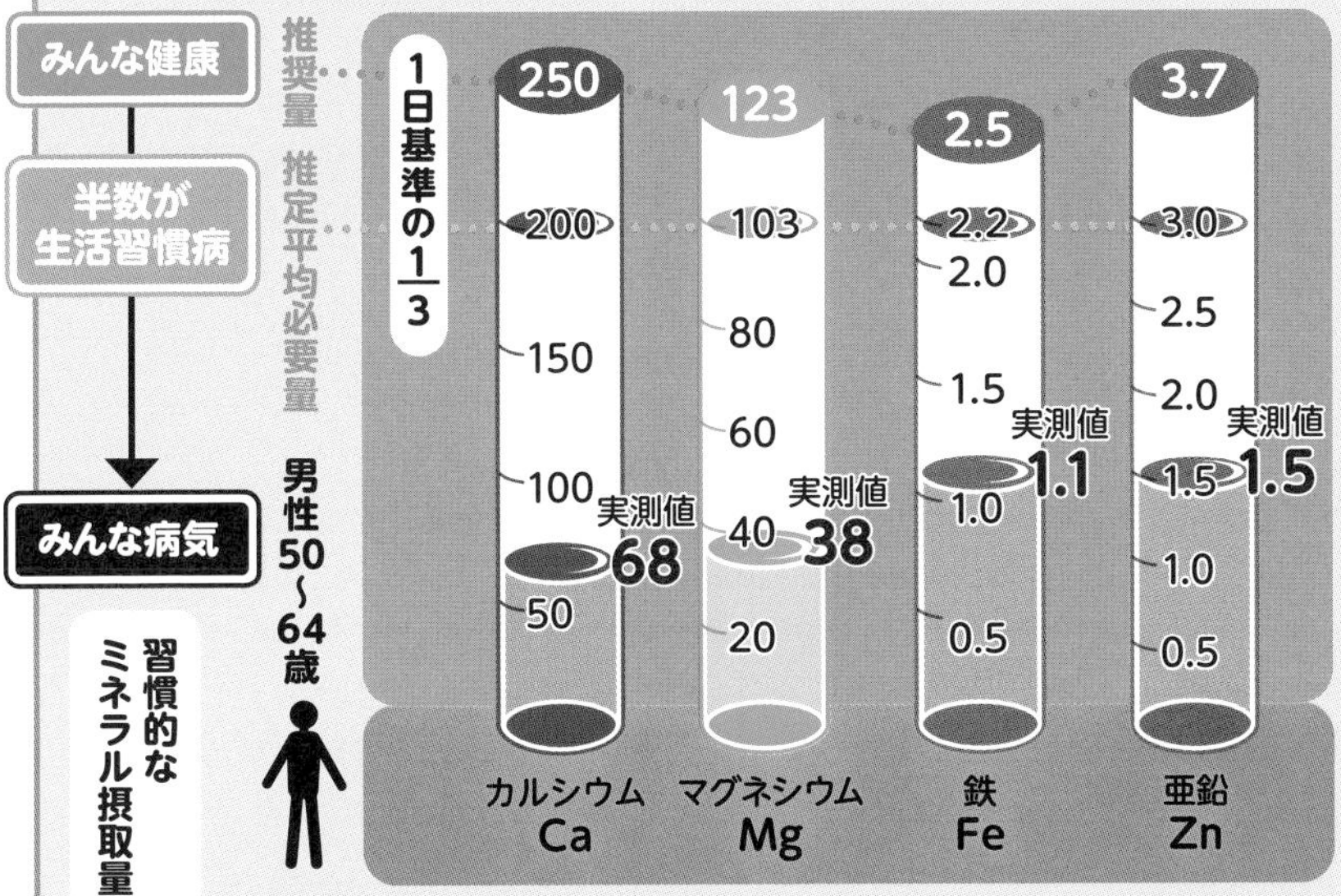

ゴマ天然ダシ粉末　大さじ２杯かけると、
カルシウム、鉄が推奨量を超える。

●違反食品②：高齢者向け宅配弁当

ミネラルが多そうな食材が豊富に入っていて、管理栄養士が献立を作ったと宣伝され、とても良く見えるのが高齢者向けの宅配弁当だ。しかし、いいのは見た目だけ。「まごころ御膳」を検査したら、コンビニ「幕の内弁当」よりミネラルが少なかった。

この宅配弁当を検査したのは、事務所の近くの家で病気療養していたおばあさんが、見かけがいい「まごころ御膳」を注文していたからだ。それでわれわれも注文して取り寄せ、検査に出した。結果が出るのに3週間かかるが、その間におばあさんは入院した。検査結果が届いて、こんなひどい弁当を食べていたのかとあきれていたら、おばあさんの葬式が行なわれた。

コンビニ弁当を食べ続けると、体調不良で寝込み、買いに行けなくなる。だから、まだいいともいえる。その点、宅配弁当は、病気になっても届き続けるから始末が悪いのだ。

それから半年後、福島第一原発事故が発生したので、エネルギー問題の私の師で、物理学者の槌田敦氏（当時77歳）に連絡すると、「足が痛くて歩けない」と言う。何を食べているかを聞いたら、この宅配弁当だった。

すぐに天然ダシ粉末を送ってミネラル補給してもらうと、ふつうに歩けるようになり、それから6年ほど原発事故を追及する理論メンバーの中心として活躍された。

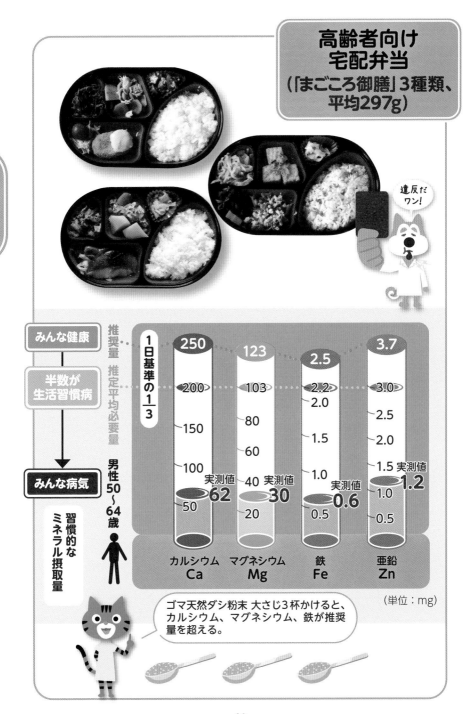

高齢者向け宅配弁当
（「まごころ御膳」3種類、平均297g）

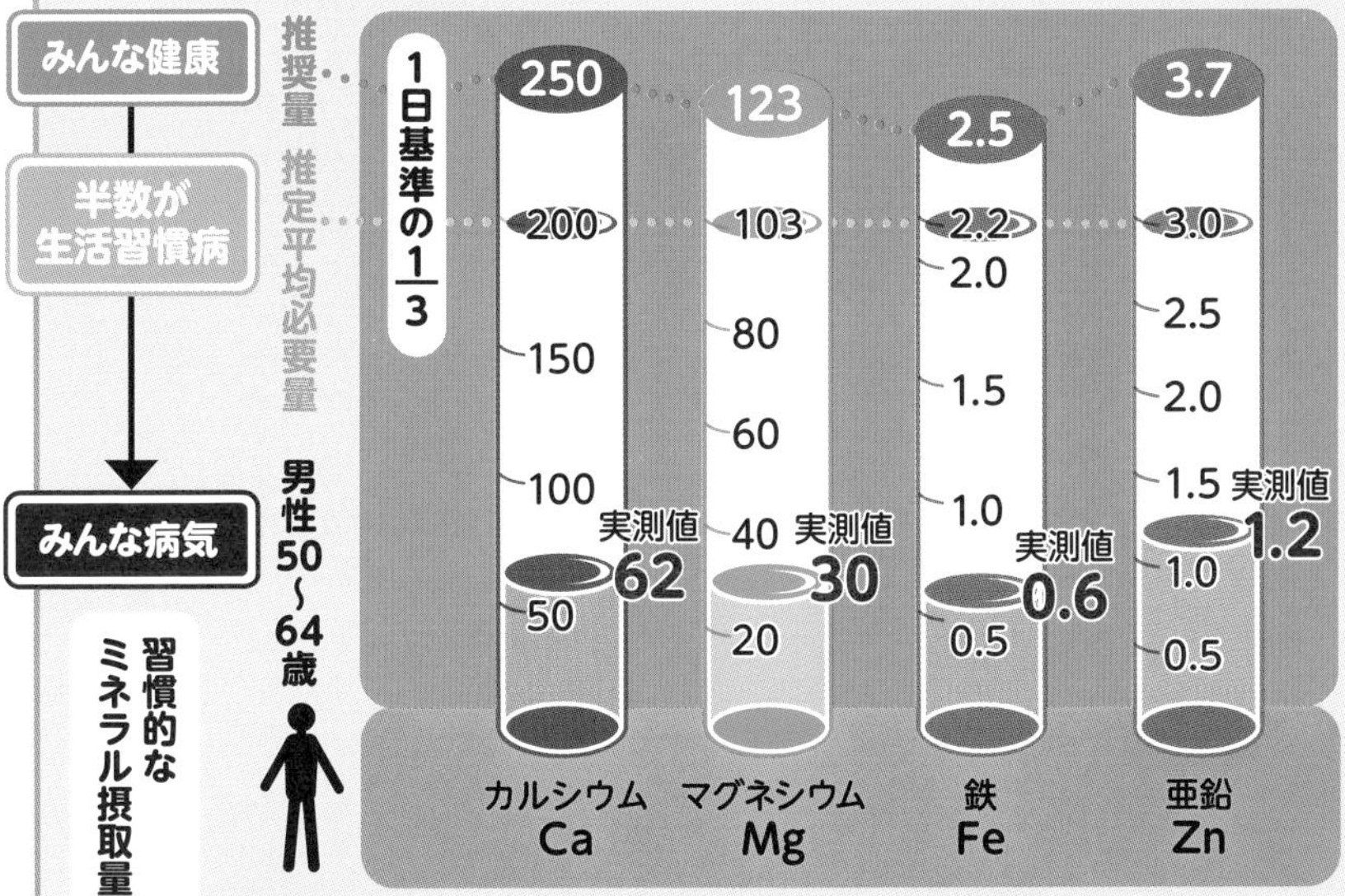

（単位：mg）

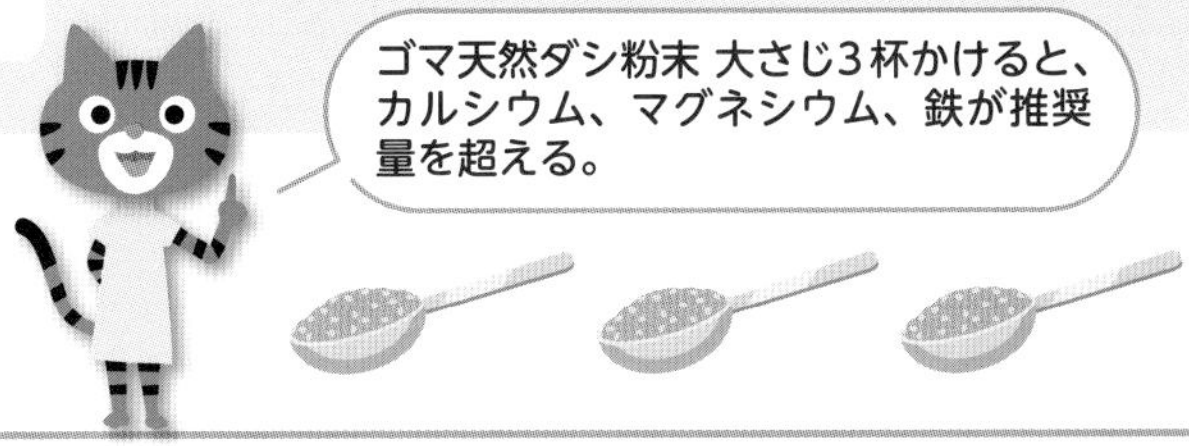

●違反食品③：ねぎ塩豚カルビ弁当

ネギを入れて焼いた豚バラ肉をご飯にかけたものだから、ミネラルは少なそうだ。検査すると、そのとおりの結果になった。

「ねぎ塩豚カルビ弁当」を食べる人はタンパク質をとりたいのだろうが、4ミネラルがこれほど少ないと消化酵素を十分に産生できないので、タンパク質も脂肪もうまく消化できない。体内に吸収してもミネラル不足で有効に利用できない。

ミネラルが少ないことを知って、ミネラルの多い食材を一緒に食べないと病気にかかる。

ネギが少し入っているだけだから、野菜をとらないといけない。お勧めは、大豆から芽が出たもやしが入っている韓国風ナムルだ。大豆の根のもやしがついているものは冷凍していないから、成分がほとんど残っている。コンビニの野菜サラダに入っているきれいな緑色の大豆は、冷凍して解凍後に水洗いして栄養が減っている可能性がある。

野菜嫌いな人ができる簡単な対策は、ゴマの粉末をたっぷりふりかけることだ。

5g入りのゴマパックは、2パックでもダメ。3パックをかけると、ようやく鉄が推奨量を超える。4パックを開け、20gかけると亜鉛も推奨量を超え、ミネラルは問題のない食事になり、体内でタンパク質を有効に利用できる。

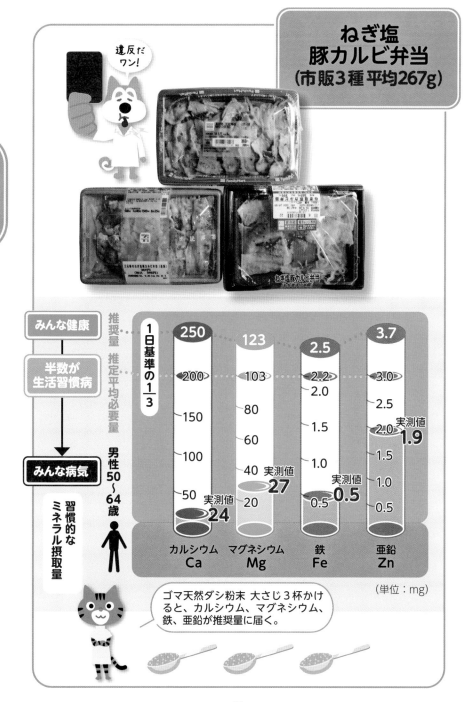

ねぎ塩
豚カルビ弁当
(市販3種 平均267g)

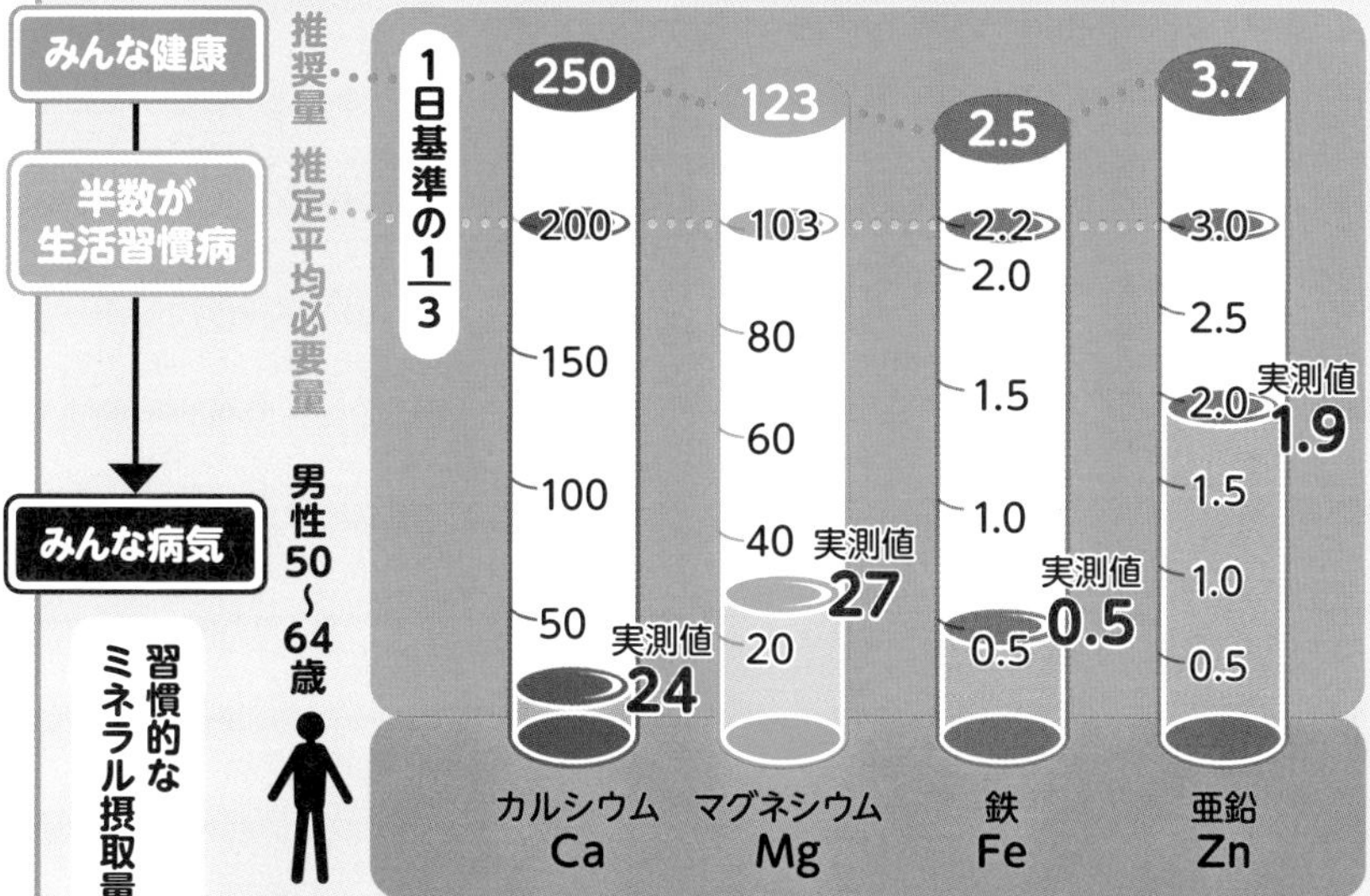

(単位:mg)

ゴマ天然ダシ粉末 大さじ3杯かけると、カルシウム、マグネシウム、鉄、亜鉛が推奨量に届く。

●違反食品④：天丼

数字だけを見ると、ねぎ塩カルビより天丼のミネラルは多い。これは弁当の重量が多いからで、同じ重量だと、ねぎ塩豚カルビ弁当と同じくらいミネラルが少なくなる。

天丼を食べると、胃もたれや、胸やけする人がいるのは、純度の高い天ぷら油で揚げた上に、4ミネラルが少なすぎて消化酵素を作れないからだ。

天丼を買ってきたら、海苔をちぎってトッピングし、豆腐や納豆を添えて食べよう。海苔を10g、豆腐100gか、納豆50gを加えると、マグネシウムと鉄が推奨量を超え、亜鉛が推定平均必要量に達するから、まともな食事になる。

豆腐は、凝固剤に塩化マグネシウムを用いたものを選ぶと、マグネシウムを多くとれる。

天丼屋では、ミネラルを補給できる食材がほとんどないから、それなら牛丼屋に入ろうと思う人がいるだろう。牛丼は、亜鉛が推奨量を超えているが、カル・マグ・鉄は、天丼と同じか半分以下と少ない。並盛に、お新香とサラダをつけても、この3ミネラルは推定平均必要量に達しないので、具を大盛にすることをお勧めする。

天丼がダメなら、100円寿司に入ろうと思う人もいるだろう。こちらも、持ち帰りセットでは4ミネラル不足だったので、アオサやシジミ入りのみそ汁を飲むのがいい。

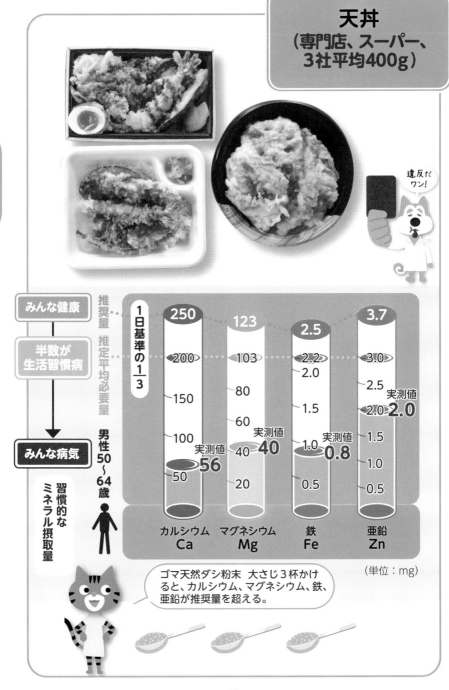

天丼
（専門店、スーパー、3社平均400g）

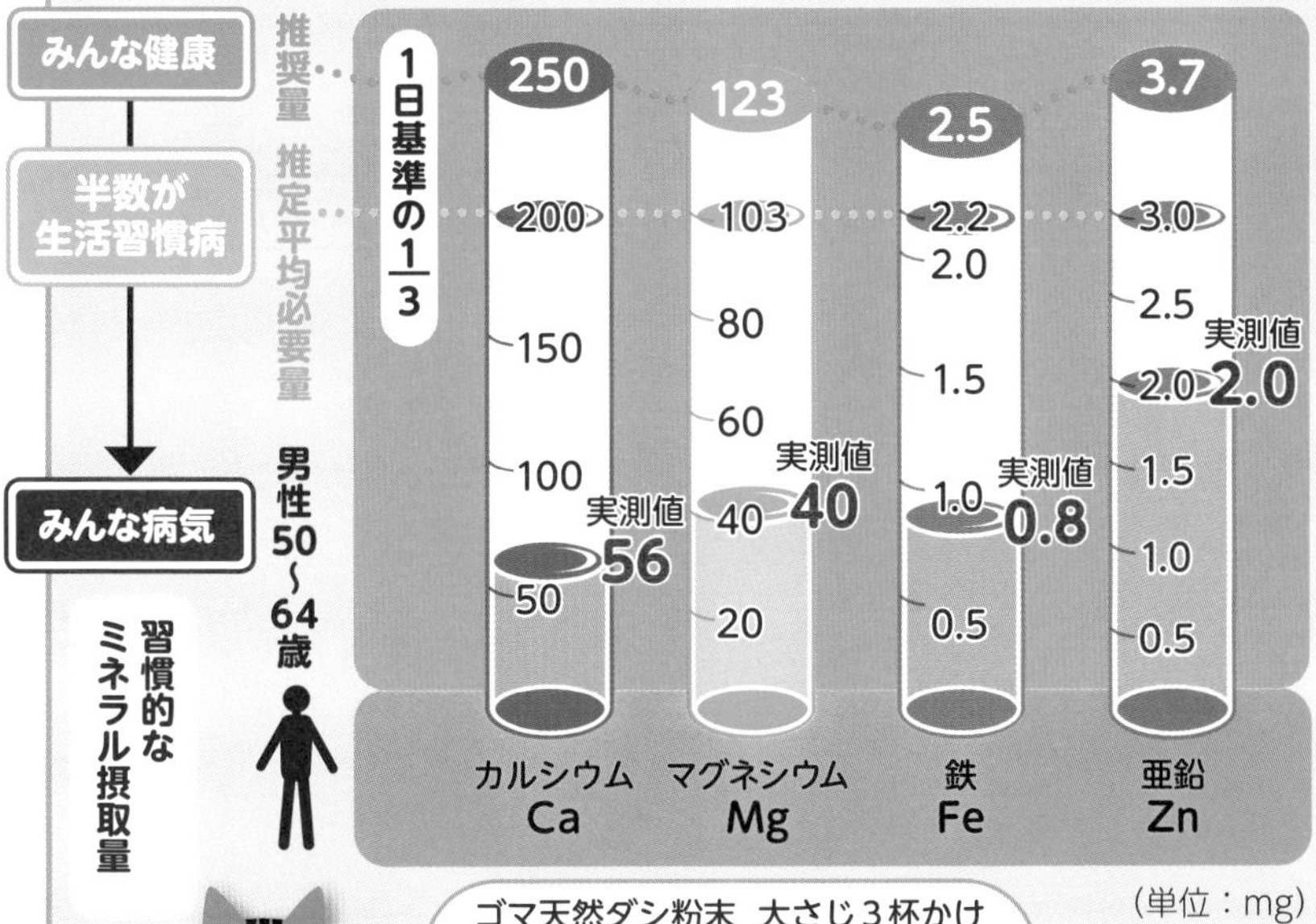

●違反食品⑤：コンビニおにぎり

コンビニの海苔を巻くおにぎりと、赤飯おにぎりは、両方とも驚くほどミネラルが少ない。おにぎりだけで朝食や昼食を済ませる人がいるが、病気になる危険な食事だ。

マグ・鉄・亜鉛は同じ値で、カルシウムは海苔巻は10㎎、赤飯は17㎎だったので、平均値をグラフにした。

『食品と暮らしの安全』２０１５年5月号で、コンビニおにぎりの検査データを２つ発表し、2個でマグネシウムが推奨量を超える「玄米おにぎりの開発を」と呼びかけた。すると、コンビニに玄米おにぎりが置かれるようになったが、売れないらしく、すぐ店頭から消えた。消費者も栄養を考えて食品を買わないと、自分で自分の健康を損ねることになる。

コンビニの総菜は、中身が抜かれているものがほとんどだから、総菜コーナーを素通りして、アーモンドなどの種実類を買い、おにぎりの後に食べると、確実にミネラルを摂取できる。おにぎり1個とアーモンドを30ｇ食べると、マグネシウムが推奨量を超え、鉄が推定平均必要量に届くから、心配のない食事になる。

ピスタチオは安いが、殻がついているので、食べる部分は表示量の半分ほど。30ｇ入りのピスタチオを2袋食べないと、推定平均必要量に達するミネラルはない。

コンビニおにぎり
（海苔・赤飯の平均値、1個110g）

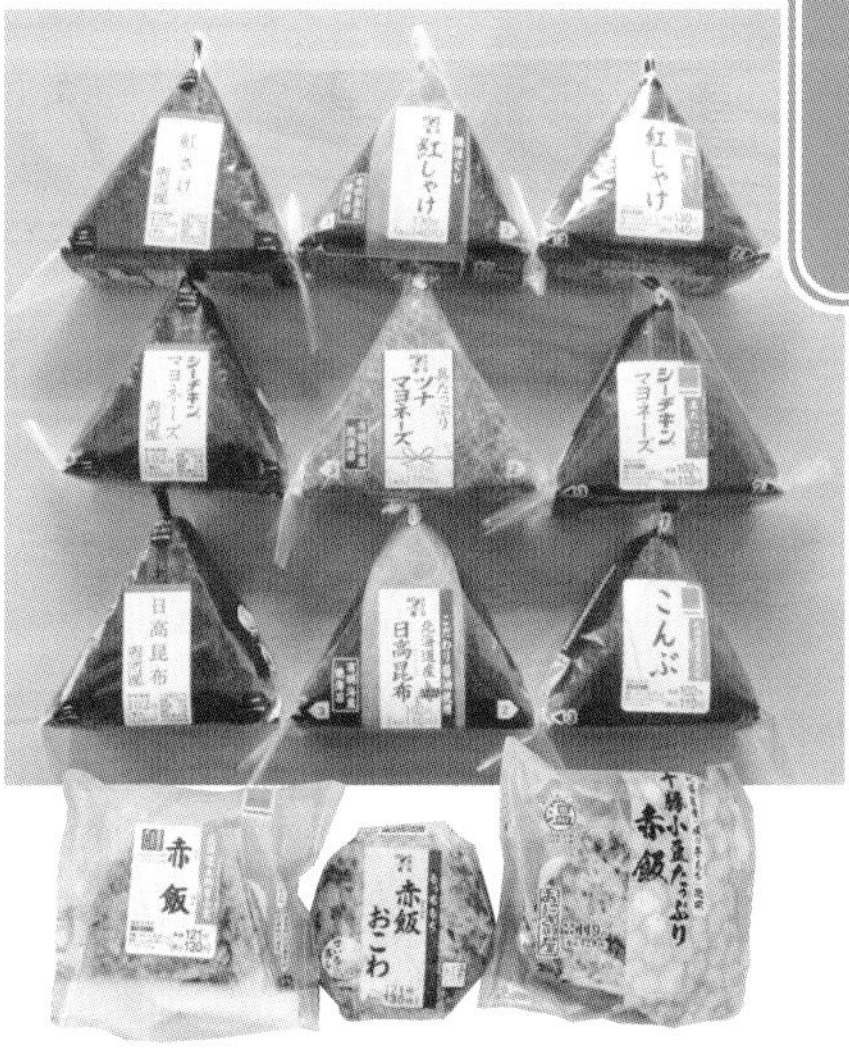

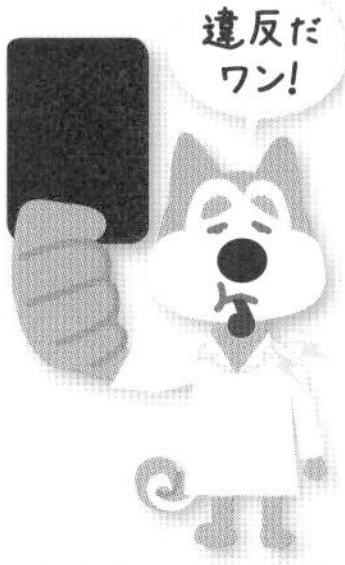

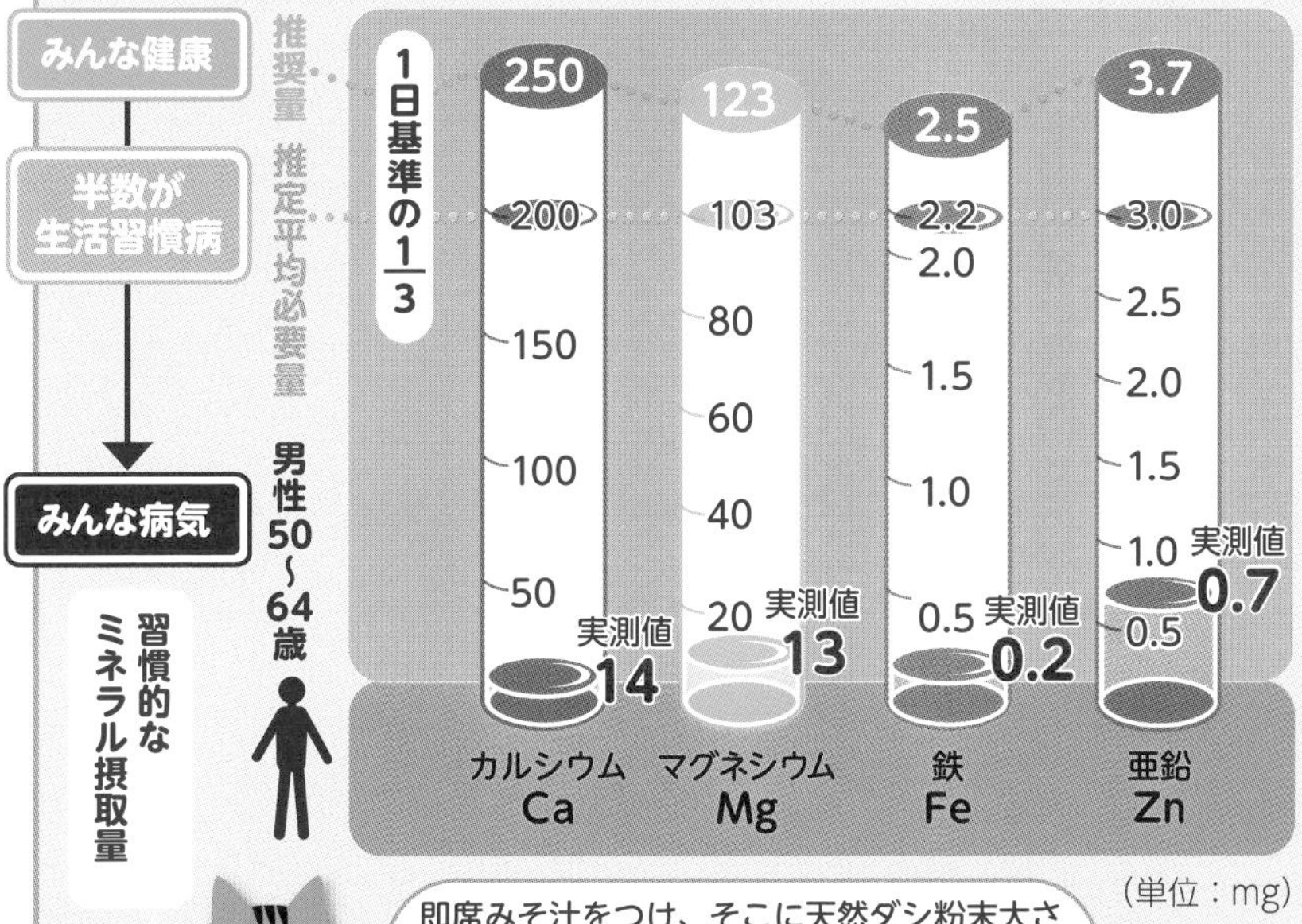

即席みそ汁をつけ、そこに天然ダシ粉末大さじ３杯入れると、カルシウムが推奨量を超え、マグネシウム、鉄が推定平均必要量を超える。

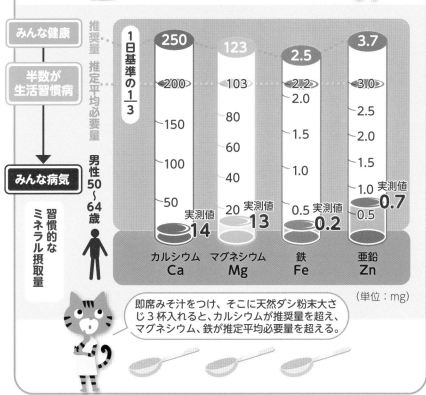

●違反食品⑥：ランチパック

総菜パンを検査すると、カレーパン、ツナマヨパン、コロッケパンの3つとも、3個食べてもカル・マグ・鉄・亜鉛のいずれも推奨量に届かない。

これらより、さらにミネラルが少なかったのが「ランチパック」で、2個入り1袋を4袋食べても、4ミネラルがどれも推奨量に届かない。

よく売れているピーナッツ、たまご、ツナマヨネーズの3種類の平均値が食パンと同レベル。ピーナッツが入っているのにこの少なさは驚異的だ。

パン業界では圧倒的なナンバー1企業が、食品添加物を積極的に使ってミネラル不足の新しいパンをどんどん市場に出して、病人を量産しているのである。

「ランチパック」を食べるなら「全粒粉入り」がいい。これでミネラルは5割ぐらい増える。それでも2袋では4ミネラルがすべて推奨量に達しない。

「ランチパック」や総菜パンはミネラルが少ないので、飲み物でカバーしよう。

牛乳を1パック（200ml）飲むと、カルシウムはとれるが、マグネシウムが少ない。

ココアパウダーを大さじ2杯入れたミルクココアと、「ランチパック」2袋を食べると、カルシウムとマグネシウムが推奨量を超え、問題のない食事になる。

ランチパック
(1袋100g)

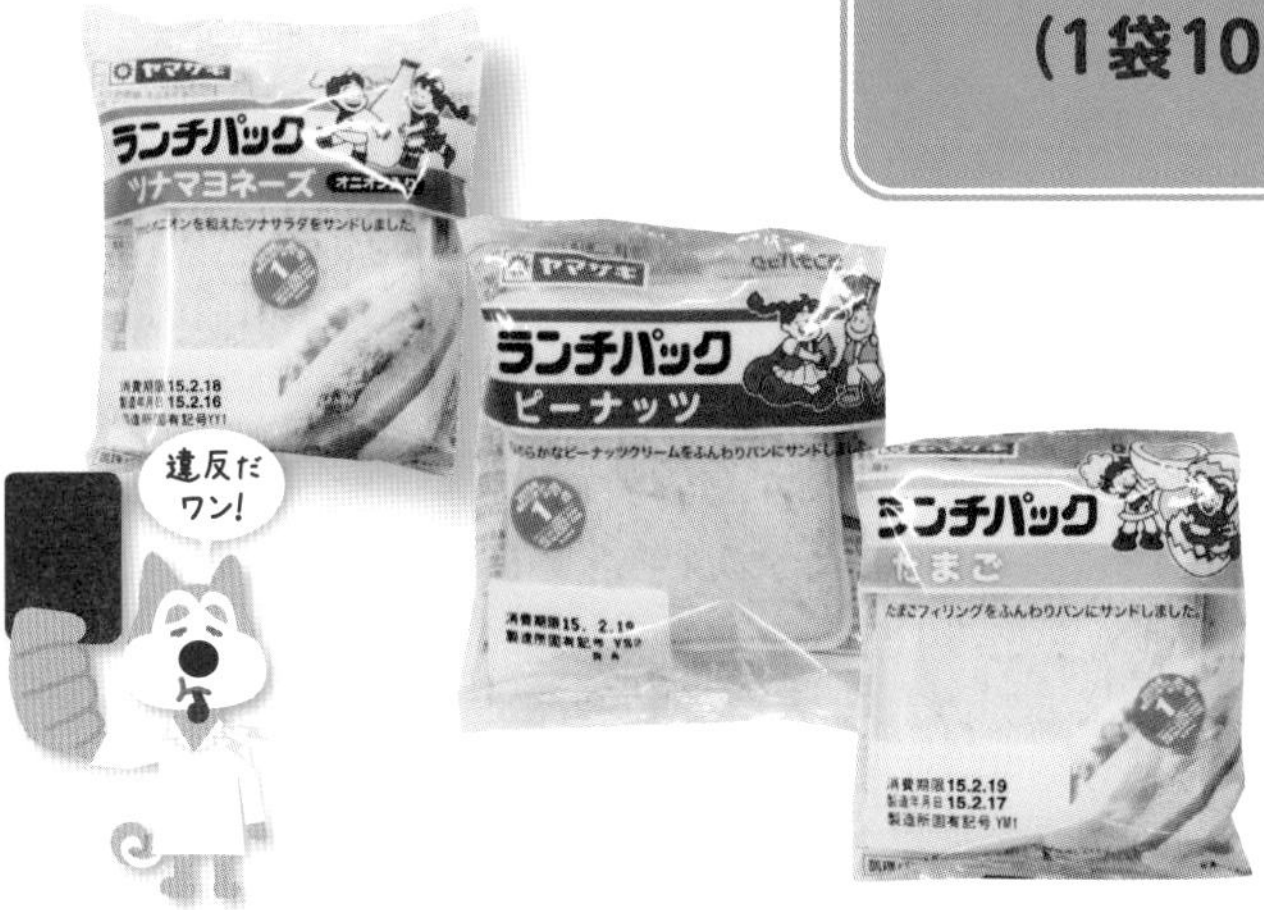

ランチパック
ツナマヨネーズ
ランチパック
ピーナッツ
ランチパック
違反だワン!

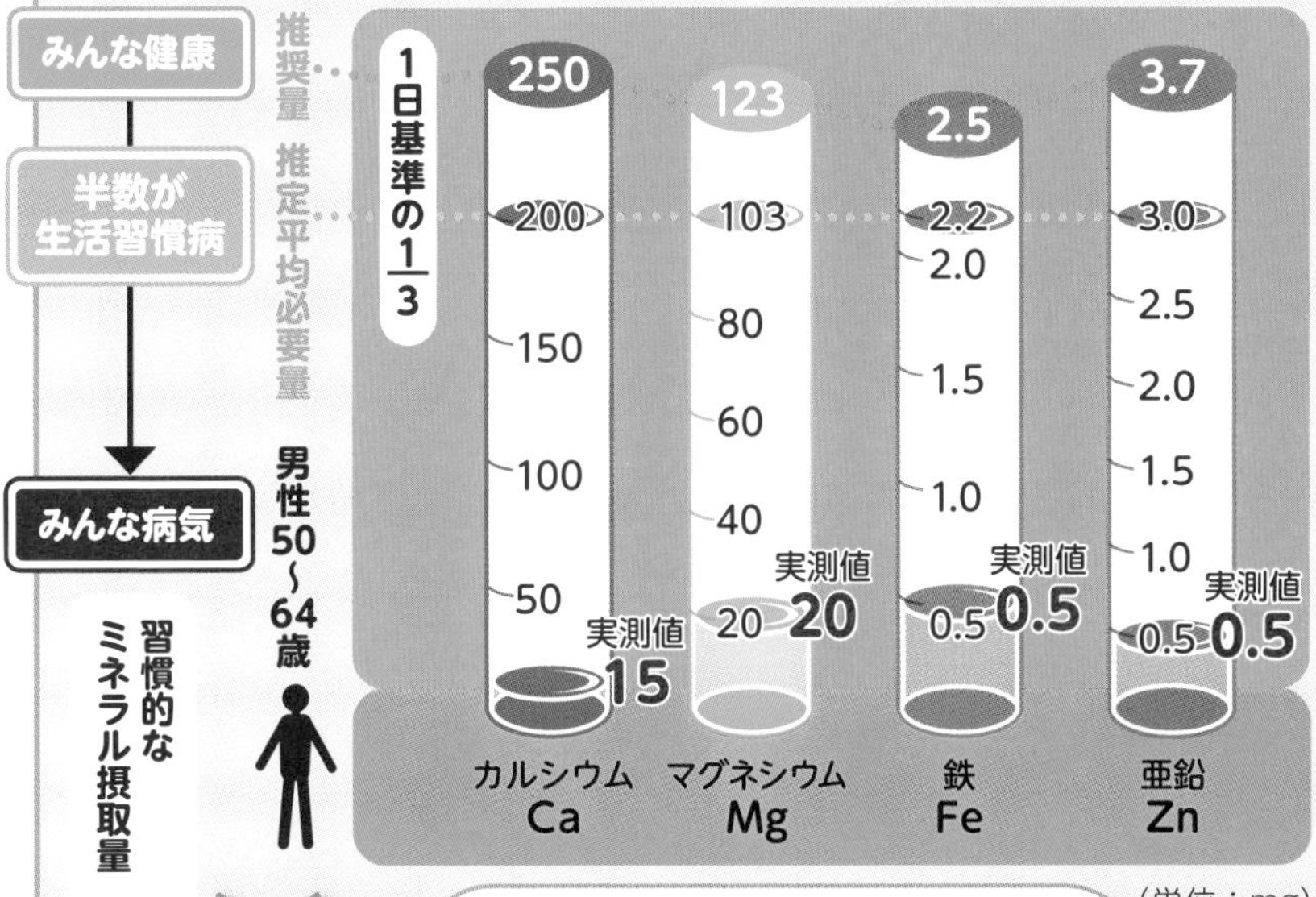

みんな健康
半数が生活習慣病
みんな病気
推奨量
推定平均必要量
男性50~64歳
習慣的なミネラル摂取量
1日基準の1/3
250
200
150
100
50
実測値 15
123
103
80
60
40
20
実測値 20
2.5
2.2
2.0
1.5
1.0
0.5
実測値 0.5
3.7
3.0
2.5
2.0
1.5
1.0
0.5
実測値 0.5
カルシウム Ca
マグネシウム Mg
鉄 Fe
亜鉛 Zn

(単位：mg)

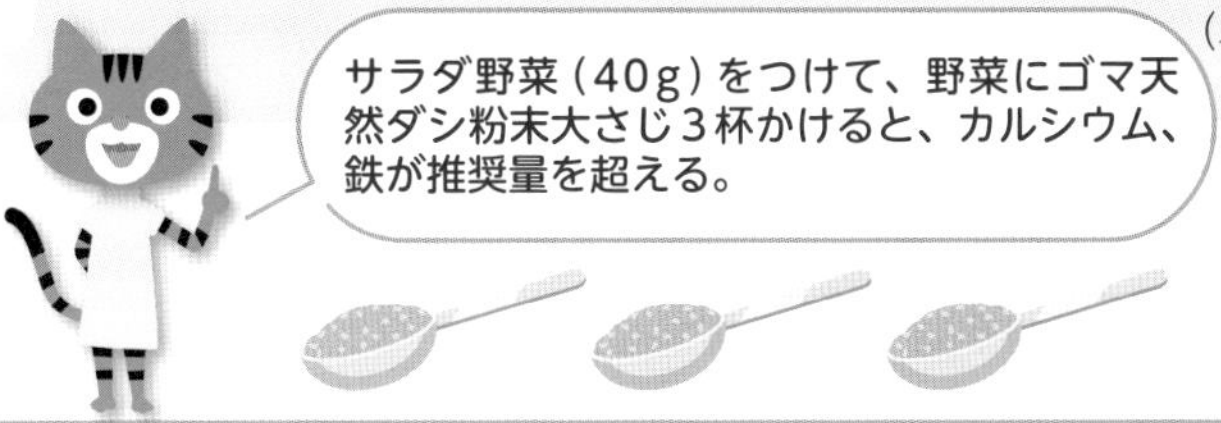

サラダ野菜(40g)をつけて、野菜にゴマ天然ダシ粉末大さじ3杯かけると、カルシウム、鉄が推奨量を超える。

●マクドナルド・ハンバーガー

マクドナルドは体に良くないというイメージを持っている人が多い。その根拠はいろいろあるがミネラルの検査結果を見ると、市販食品の大半は、マックハンバーガー2つ分より、ミネラルが少ないのだ。

マックハンバーガーもマックポークも2つ食べると、鉄が推奨量を超え、亜鉛が推定平均必要量に達する。ビッグマックには肉が2倍入っているから、1つで同じになりそうだ。

フライドポテトでマグネシウムを推定平均必要量の半分ぐらいとれる。だから、マクドナルドに通って、かろうじて健康を維持している人もいそうだ。

マックで病人を作り出しているのは、4ミネラルが少ないマックチキン、チキンマックナゲットと、ハッシュポテトである。

これらを避け、マクドナルドで食べるときは、牛や豚肉のバーガーで鉄を、フライドポテトでマグネシウムを、飲み物はミルクにして、カルシウムをとるのがいい。

それでもカルシウムと鉄以外は推奨量を超えないから、栄養補給薬として「エビオス錠」や「強力わかもと」を飲むことをお勧めする。ビール酵母が原料の薬だから、1日に27錠とか30錠も飲むことになるが、これでほとんどの栄養素をかなり摂取できる。

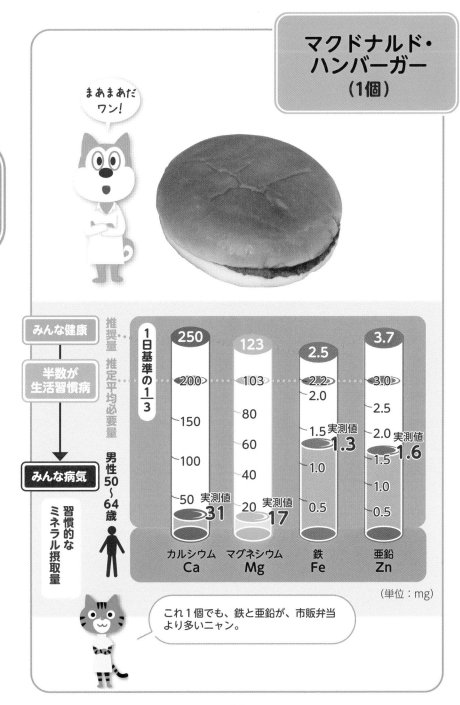

マクドナルド・ハンバーガー
（1個）

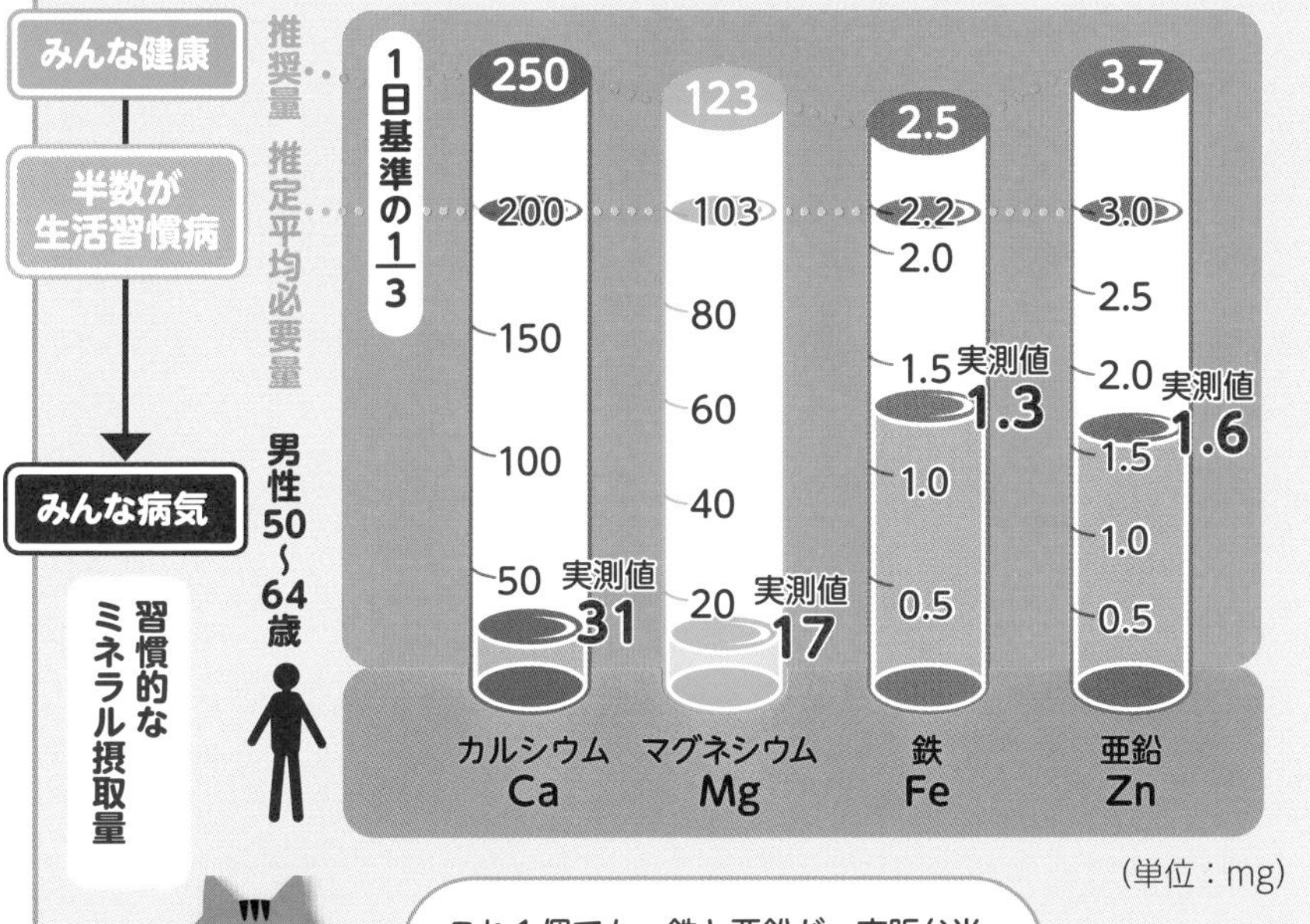

（単位：mg）

●ベースブレッド

「1食で栄養素がすべてとれる」と宣伝している「ベースブレッド」。4種類を混ぜて検査すると、1袋分で鉄が推奨量に届いていた。

3ミネラルは推定平均必要量に少し届かないが、1袋のパンにこれだけミネラルが含まれていれば十分である。

どのパンも、全粒粉、大豆粉、小麦胚芽、米ぬか、昆布粉末を用いている。ミネラルがこれだけ含まれているのは精製度が低いということなので、他のミネラルやビタミン、健康に良い影響を与える栄養成分も多く含まれている。立派な食品である。

マグネシウムがかなり含まれているので、牛乳を飲みながら「ベースブレッド」を食べても、牛乳のカルシウムにマグネシウムが奪われて、マグネシウム不足で心身に不調が起きることはない。

パンと一緒に食べる総菜や飲み物、菓子類も精製度の低い食品を選べば、問題のない食事になる。

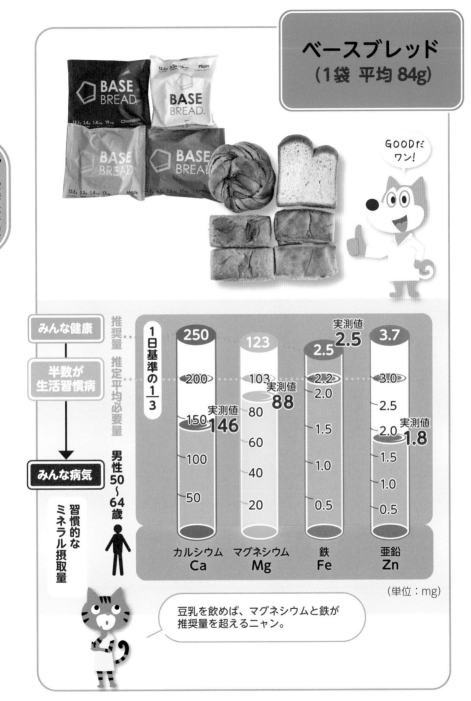

ベースブレッド
（1袋 平均 84g）

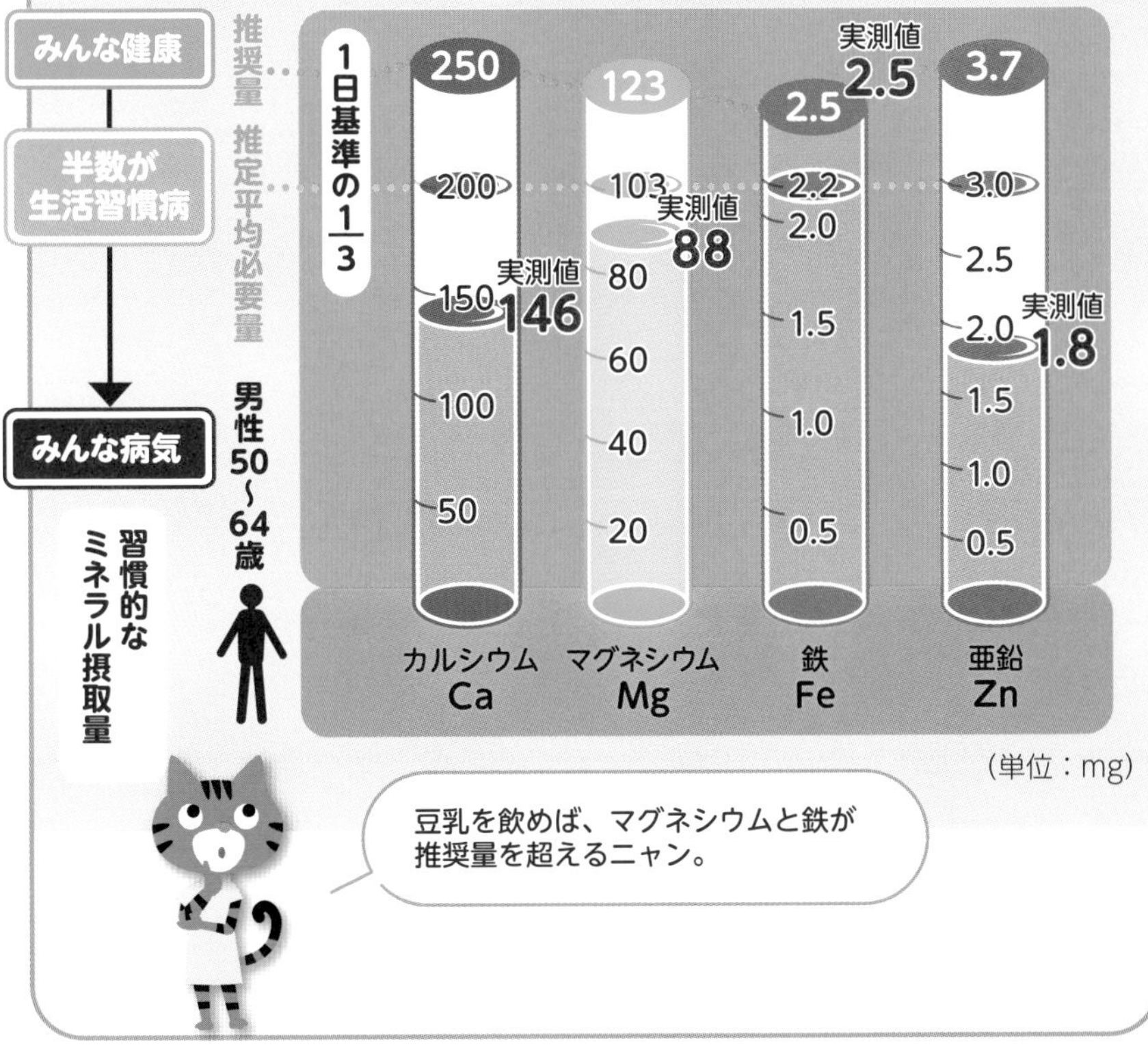

●完全メシあんぱん

菓子パンの中で、一番ミネラルが多いのが「完全メシあんぱん」だ。

栄養をバランスよくとれる「完全メシ」シリーズを日清食品が2022年5月に発売し、木村屋總本店との協力で生まれたのが、「完全メシあんぱん」である。このあんパンを食事の最後に一つ食べれば、栄養バランスがすごく良くなる。

人類は、多種多様なものを食べて必要な栄養素をとれた人が生き残ってきた。だから、一つの食品で完全栄養を目指す「完全メシ」は食事の原則から外れた食品だった。それを複数の食品を食べて完全な栄養にするという正しい開発理念に基づいて開発されたのが、この商品である。

ご飯、即席みそ汁、サラダ野菜の基本セットしか食べなくても、食後にこの「完全メシあんぱん」1個を食べると、鉄が推奨量を超え、マグネシウムが推定平均必要量に届く。日本は、この2つのミネラルが不足して病気になっている人が多いから、このあんパンが売れれば、多くの人が病気になるのを防ぎ、一部の病人を救い出すことができる。

朝食を作る時間がなかったとき、子どもにミネラルが豊富な「完全メシあんぱん」を食べさせれば、学校で元気に勉強することができる。ただし、これは朝寝坊したときの緊急対策で、毎日、こんな朝食にしてはいけない。

完全メシあんぱん 木村屋總本店 (1個79g)

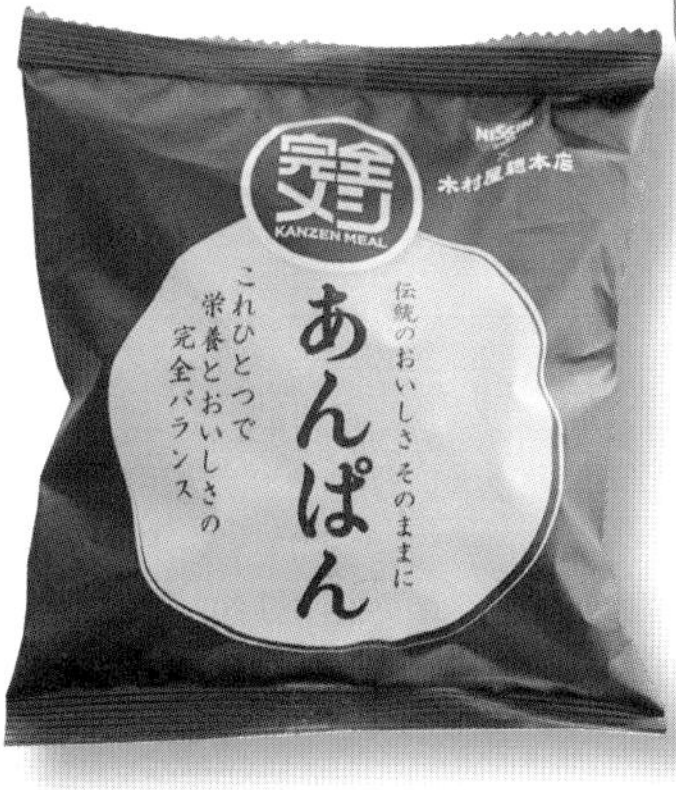
完全メシ
KANZEN MEAL
木村屋總本店
あんぱん
伝統のおいしさそのままに
これひとつで栄養とおいしさの完全バランス

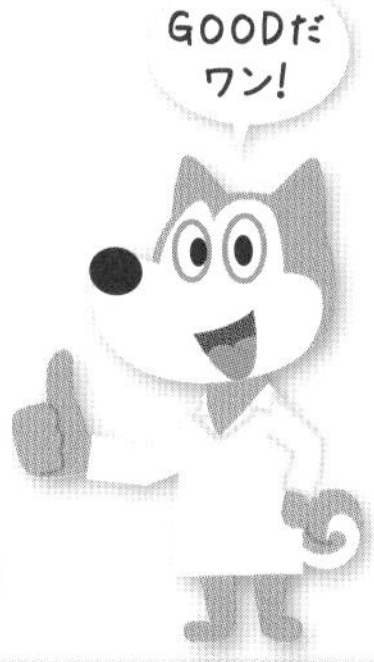
GOODだワン!

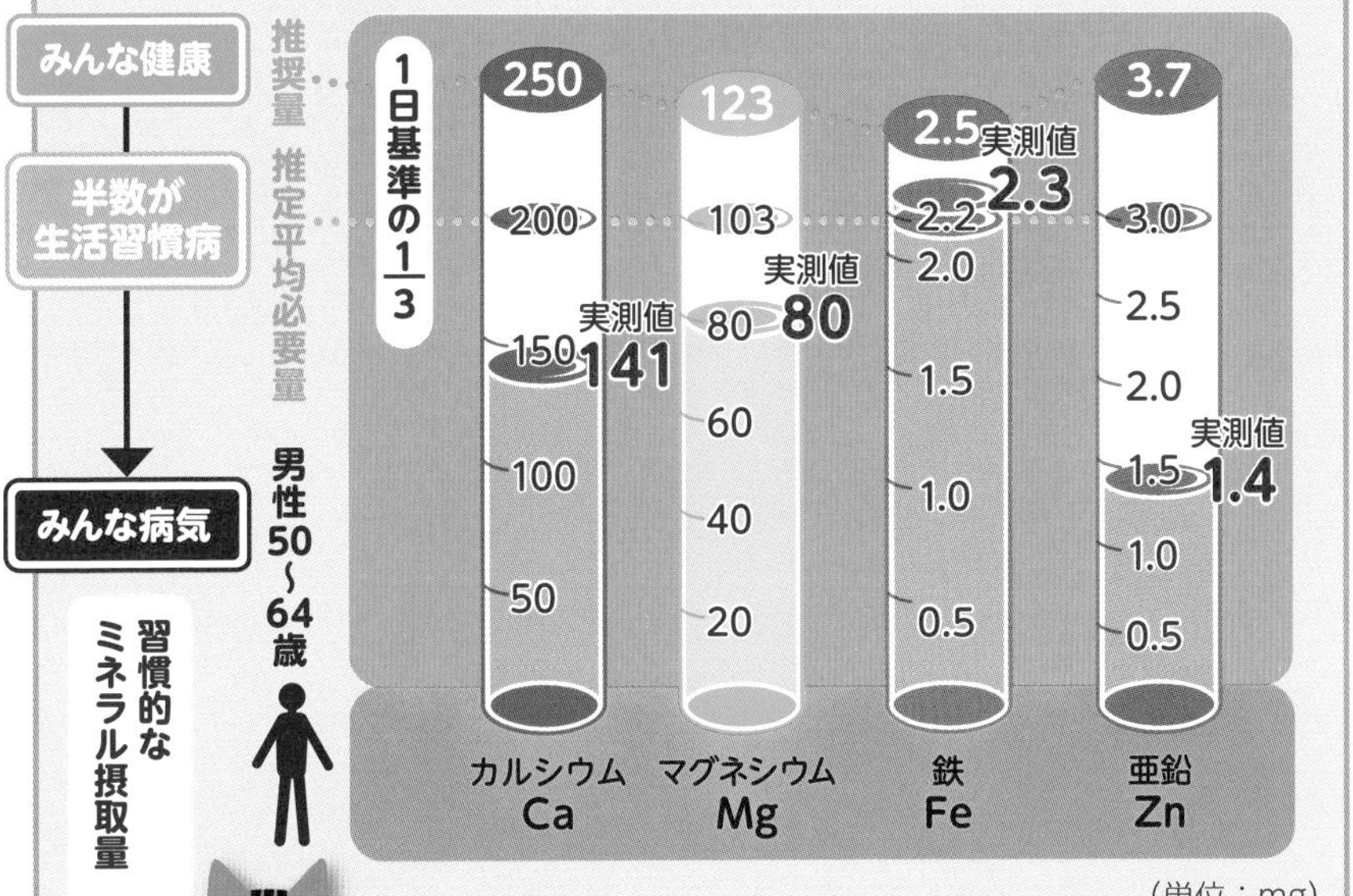
みんな健康
半数が生活習慣病
みんな病気
習慣的なミネラル摂取量
推奨量
推定平均必要量
男性50～64歳
1日基準の1/3
250
200
150
100
50
実測値141
123
103
80
60
40
20
実測値80
2.5
2.2
2.0
1.5
1.0
0.5
実測値2.3
3.7
3.0
2.5
2.0
1.5
1.0
0.5
実測値1.4
カルシウム Ca
マグネシウム Mg
鉄 Fe
亜鉛 Zn
(単位：mg)

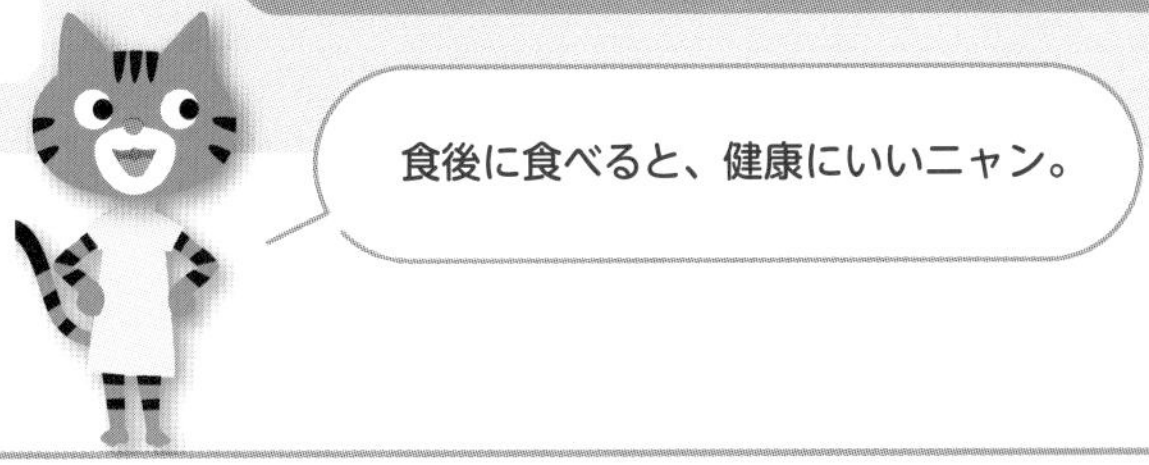
食後に食べると、健康にいいニャン。

●違反食品⑦：冷凍・とり加工品

とり唐揚げの人気詰め合わせ3種理と、とり唐揚げ冷凍品3種類、それに唐揚げでない冷凍のとり加工品10種類を、それぞれ混ぜて検査に出すと、どれも4ミネラルが少なかった。

50歳・男性の基準だから、160gを食べるとして、これに「基本セット」の白米ご飯150g、シジミ・アサリの即席みそ汁1袋、サラダ野菜のパックから野菜を半分取り出した40gを一緒に食べることにすると、4ミネラルがすべて「違反基準」以下になったのが、「冷凍・とり加工品」だ。

唐揚げは、亜鉛が少し「違反基準」を超えたから、「違反食品」ではないが、習慣的に食べていると病気になる食品に違いはない。

若い男性が、唐揚げ300gを、「基本セット」のご飯と一緒に食べても、4ミネラルはどれも推奨量を超えないから不調になる。

とり加工品も唐揚げもおいしいので、「基本セット」と一緒に食べ、そこに冷凍のヒジキ煮1カップ（17g）を加えると、鉄が推奨量を超える。

このご飯にマーボ豆腐をかけると、マグネシウムも推奨量を超えるので、健康に問題のない食事になる。

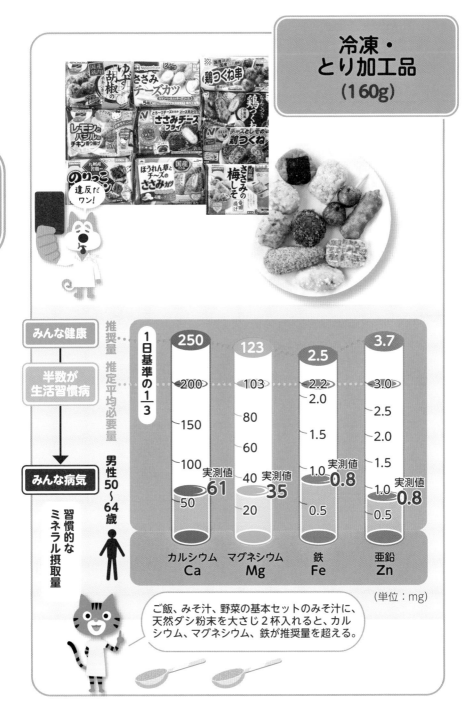

冷凍・とり加工品（160g）

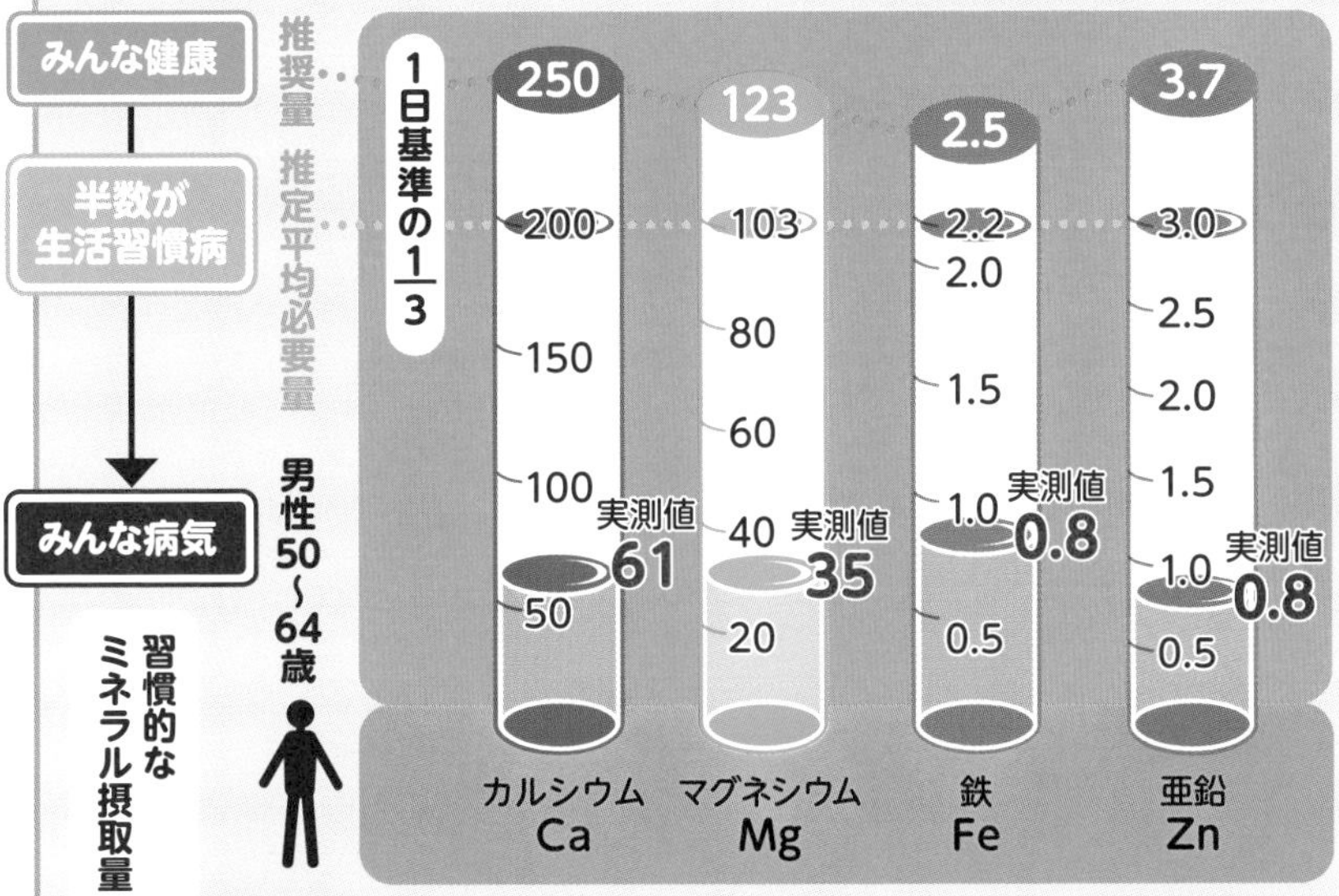

ご飯、みそ汁、野菜の基本セットのみそ汁に、天然ダシ粉末を大さじ２杯入れると、カルシウム、マグネシウム、鉄が推奨量を超える。

●違反食品⑧：冷凍チャーハン

●違反食品⑨：冷凍海老ピラフ

具がたくさん入っていて味もよく、電子レンジで温めるだけで食べられる冷凍チャーハン。コンビニと冷凍食品メーカーのものを混ぜて検査すると、4ミネラルが驚くほど少なかった。

しばらく後に、コンビニ大手3社とスーパー1社の冷凍海老ピラフを混ぜて検査に出すと、これも驚くほど4ミネラルが少なかった。これだけを食事にするような生活をしていたら、食事摂取基準ではとっくに病気になっており、症状がかなり進行している。

マグ・鉄・亜鉛は、チャーハンとピラフが同じ数値で、カルシウムはチャーハンが5㎎、ピラフが14㎎だったので、コンビニの1袋分にして平均値を示した。

亜鉛は、食品成分表の白米ご飯より低い値である。だから、抜けた栄養素が4ミネラルだけとは考えられない。カル・マグ・鉄・亜鉛と化学的性質が似た栄養素は、同じように抜けているから、いろいろな栄養素が非常に少ないと思って対策を取る必要がある。

同量の冷凍ミックスベジタブルを混ぜて温めると、野菜の栄養素がとれる。

それでも4ミネラルがすべて推定平均必要量にまったく届かないので、サバの缶詰を1缶入れ、醤油で味を調えると、カルシウムと鉄が推奨量を超えて、かなりいい食事になる。

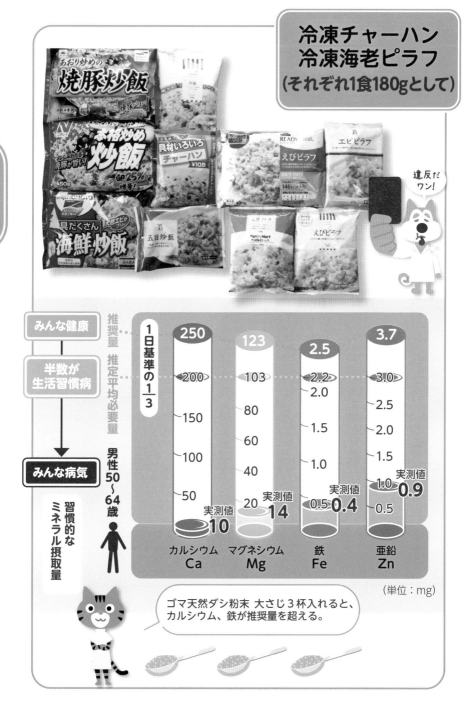

冷凍チャーハン 冷凍海老ピラフ (それぞれ1食180gとして)

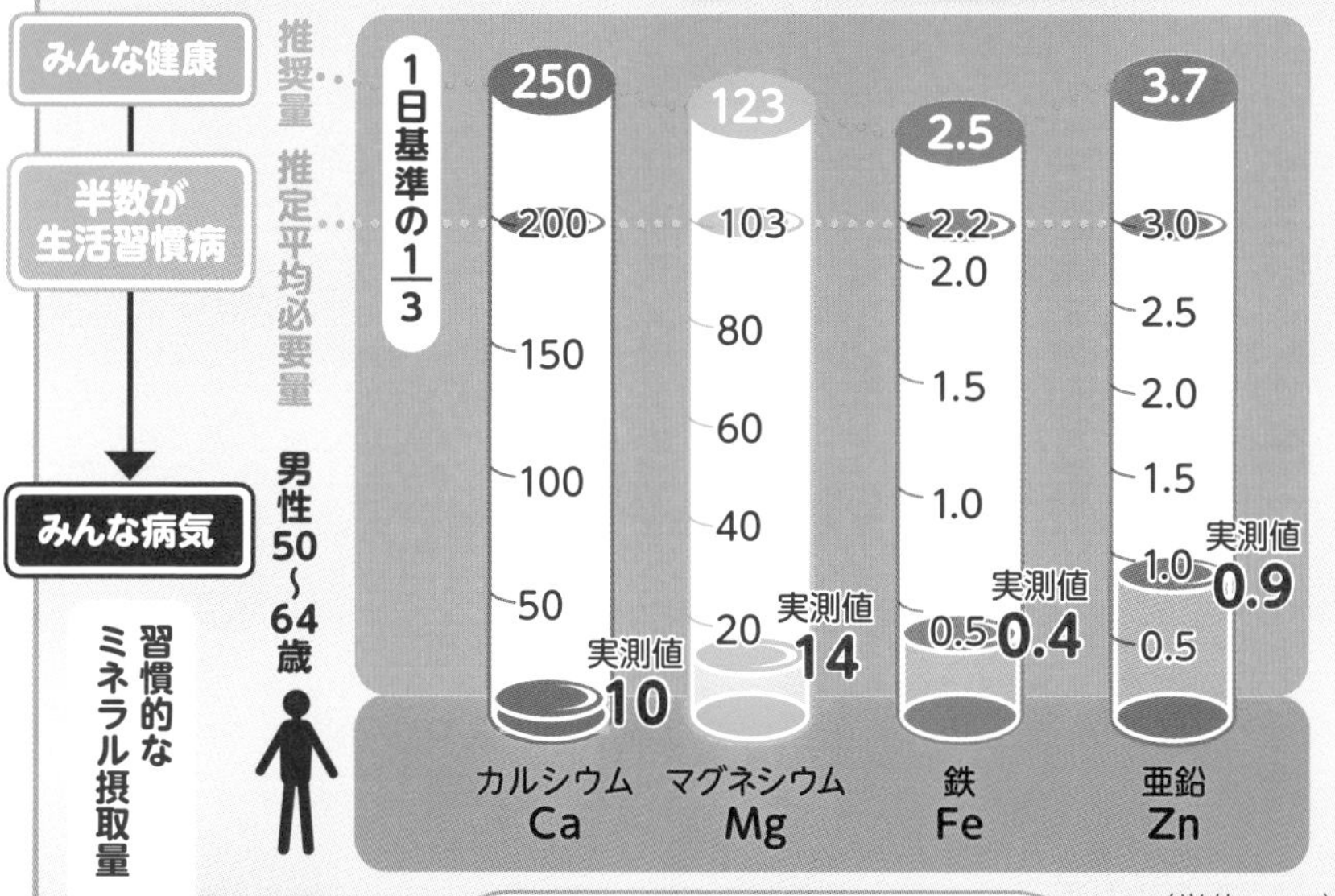

(単位：mg)

●違反食品⑩：冷凍シュウマイ

冷凍専用庫を備える家庭が増えている。そんな家庭は、冷凍のシュウマイや春巻きが、食事の中で大きな位置を占める主菜になっていることが多いので検査してみた。

冷凍シュウマイは12個入った1袋、冷凍春巻きは6個入り1袋を食べたとして、それに、白米ご飯、シジミ・アサリの即席みそ汁、サラダ野菜の「基本セット」を一緒に食べるとして、ミネラルを合計した。

冷凍シュウマイは4ミネラルが「違反基準」を下回ったが、春巻きは、鉄が「違反基準」を微妙に超えた。冷凍シュウマイも冷凍春巻きもミネラルが非常に少ないから、これを主菜のおかずにして常食していると確実に病気になる。

冷凍総菜カップは、どれもミネラルが抜かれて少ない。例外の冷凍食品「ヒジキ煮」を加えると、鉄が推奨量を超える。

冷凍貯蔵した食品よりも、常温で保存できるイオン・トップバリューの「ヒジキ煮」や、業務スーパーの「ヒジキ豆」などをまとめ買いしておかずにすれば、いろいろな栄養素を補給できる。安くて精製度の低い食品は、多数の栄養素が多く残っている。この価値を見直す必要がある。

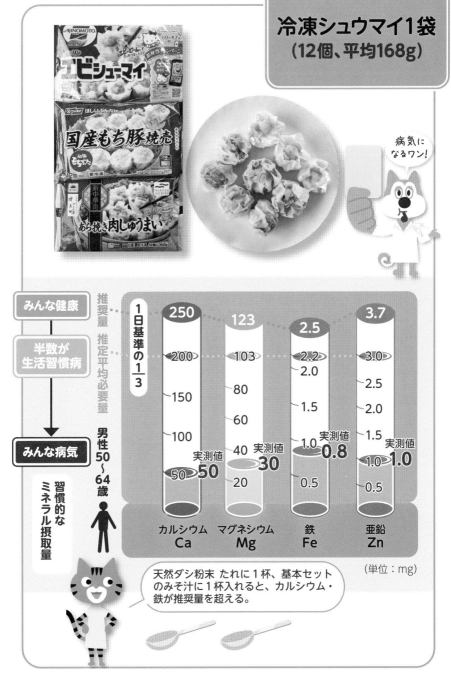

冷凍シュウマイ1袋
(12個、平均168g)

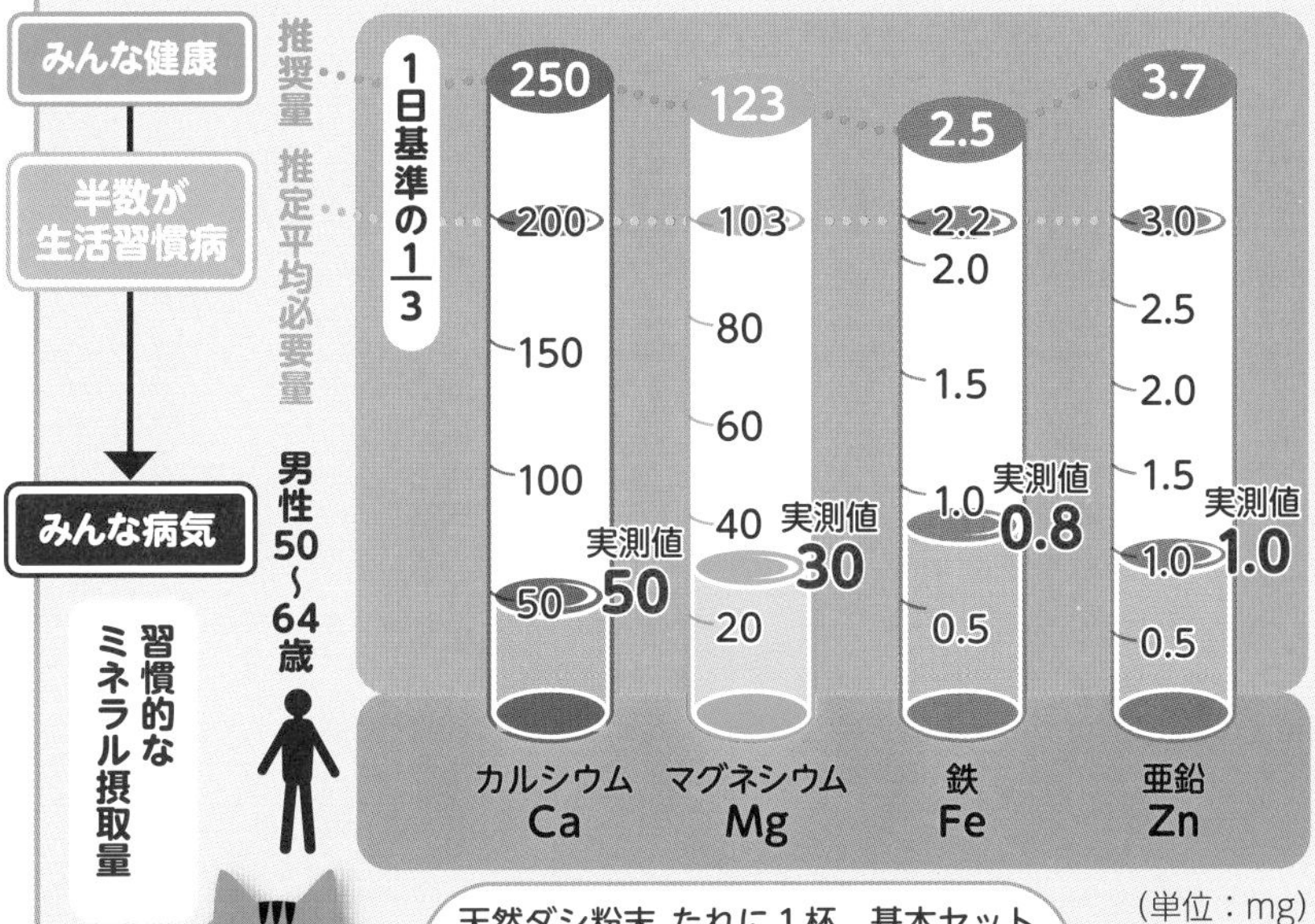

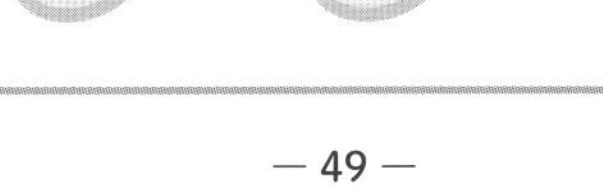

●冷凍総菜カップ「竹の子煮」

副菜としてお弁当に彩りを添える冷凍総菜カップ。カップのまま弁当に入れれば、自然解凍して食べられるので便利だと好評だ。

この冷凍総菜は、食事量の全体から見ると少量で、栄養素の必要量を担う食材ではないから、ミネラルが少なくても「違反食品」の対象にはならない。だが、ミネラルが非常に少ない商品が多いことを紹介しておく。

人気の冷凍総菜カップを買って、品目ごとに分けて検査したら、ワースト1は「竹の子煮」、ワースト2「レンコンきんぴら」、ワースト3は「きんぴらごぼう」で、これらは食べるに値しない食品だった。

「インゲンごま和え」は「きんぴらごぼう」よりミネラルが多い。だが、これを酒の肴《さかな》にして食べると、16g入ったものを13カップ食べて、やっと鉄が推奨量を超える。

「ほうれん草ごま和え」は、カル・マグ・鉄が、ふつうにゆでたホウレン草の4分の1から5分の1しか含まれていない。

実測した冷凍総菜カップで一番良かったのがヒジキ。4カップで鉄が推奨量を超える。唯一のお勧めがヒジキである。

冷凍総菜カップ「竹の子煮」（1カップ平均16ｇ）

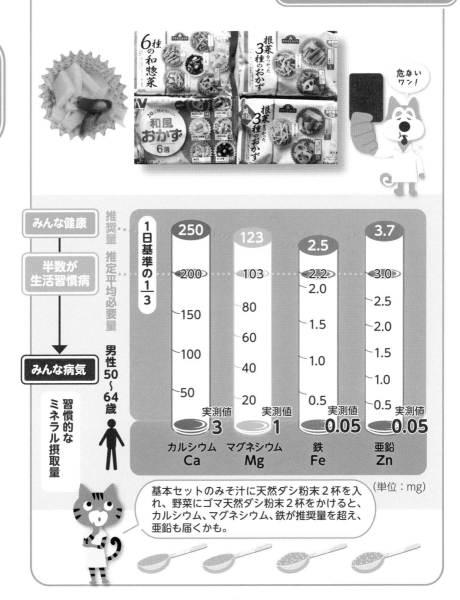

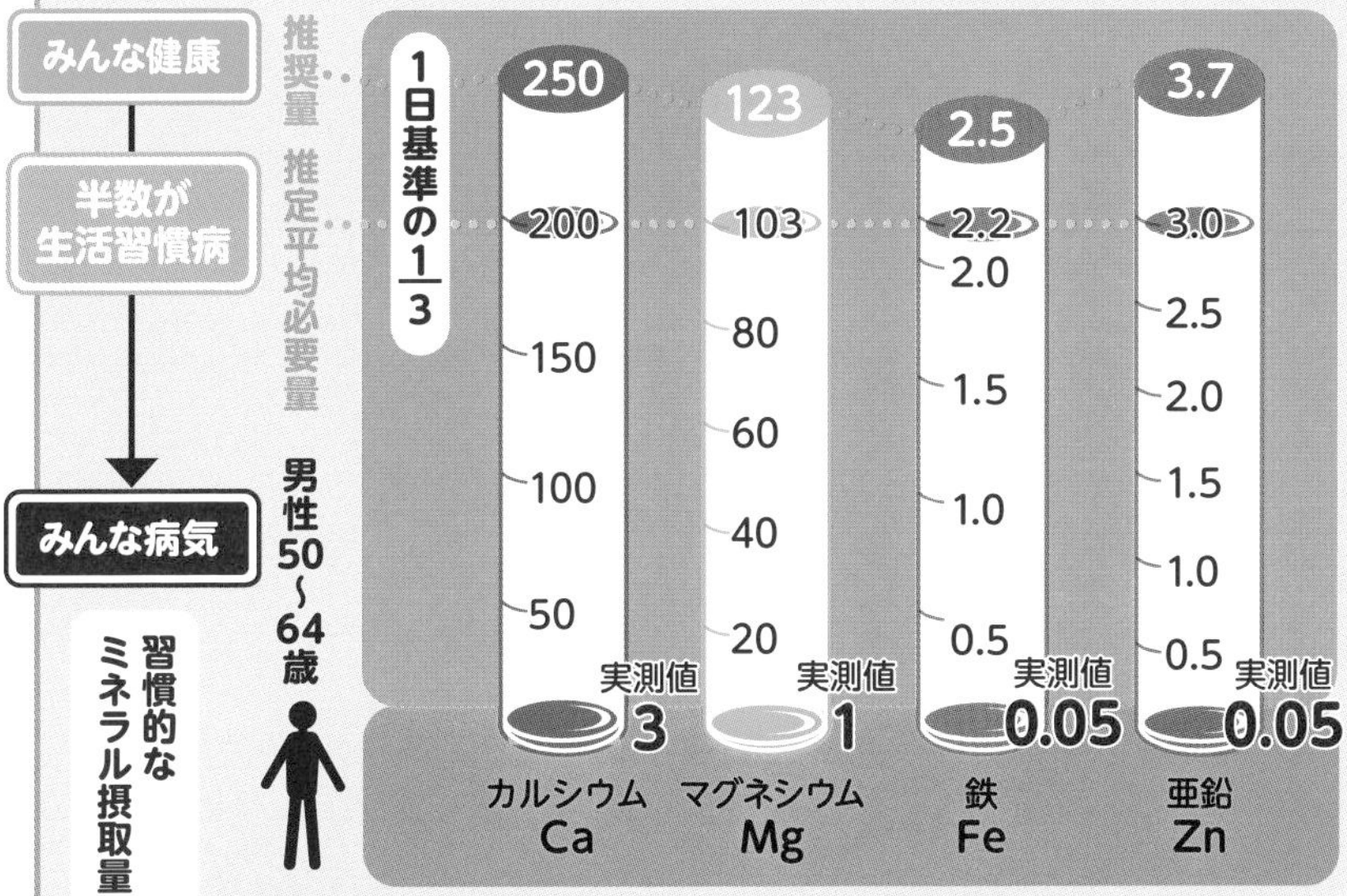

●違反食品⑪：レトルトカレー「プロクオリティ」

人気のレトルトカレーは4ミネラルが推定平均必要量にまったく届かないと『食事でかかる新型栄養失調』で2010年に指摘した。すると2012年に「ホテル・シェフ仕様」ビーフカレーが発売された。これが好評だったので、2016年にライバルの大手メーカーが「プロクオリティ」ビーフカレーを発売すると、こちらが一番人気になった。

そこで、この2つを検査すると、鉄と亜鉛が以前のカレーより減っていた。

ミネラルが少なくて国民を病気にしていると指摘されたのに、大手2社は反省せず、多く売れれば売れるほど健康障害者を増やすカレーを開発し、販売していたのだ。

「プロクオリティ」の原材料表示は、「牛脂豚脂混合油」「小麦粉」「砂糖・ぶどう糖果糖液糖」で、多いほうから3つまではミネラルをほとんど含まない。ミネラルを含むのは4番目の「牛肉」からで、「トマトペースト」「乾燥玉ねぎ」「カレーパウダー」と続くから、原材料表示を見るだけでミネラルが少ないとわかった。

「ホテル・シェフ仕様」の原材料表示は「野菜（玉ねぎ、にんにく）」「ソテー・ド・オニオン」が最初にあり、野菜が多い。それに「食用油脂」「小麦粉」「牛肉」「砂糖」「食塩」「カレー粉」と続くから、ミネラルはこちらが多いと思って検査に出したのだが……。

レトルトカレー「プロクオリティ」3種平均（170g）

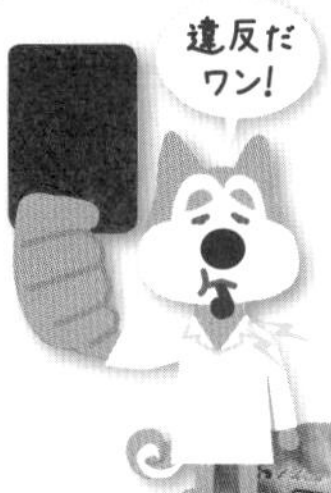

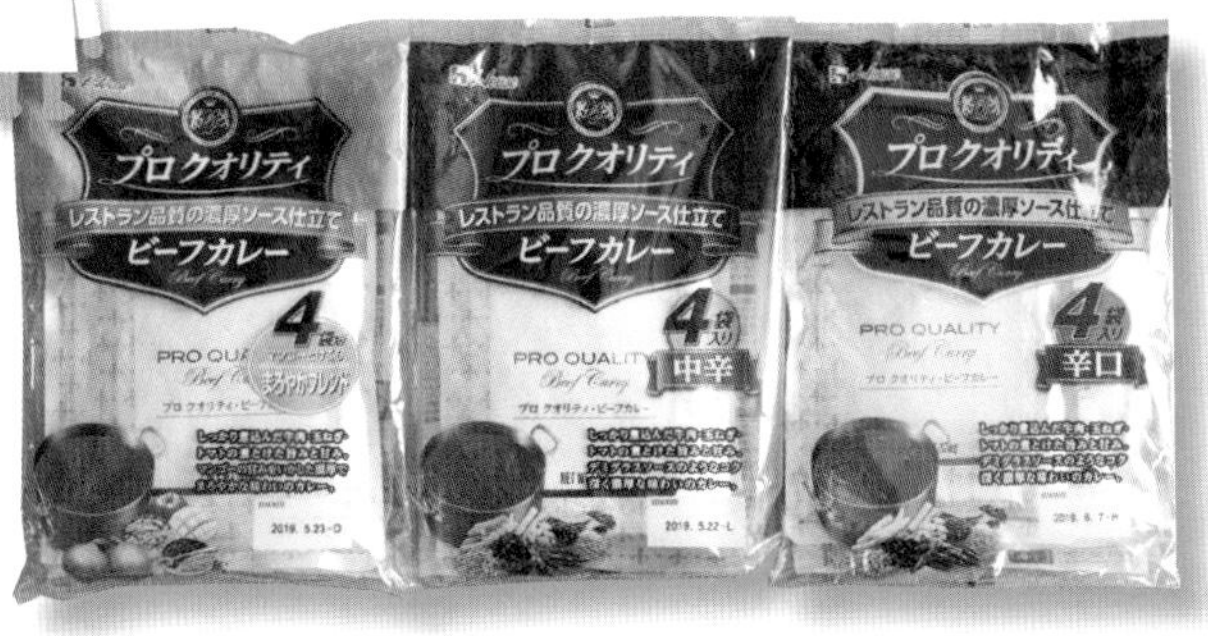

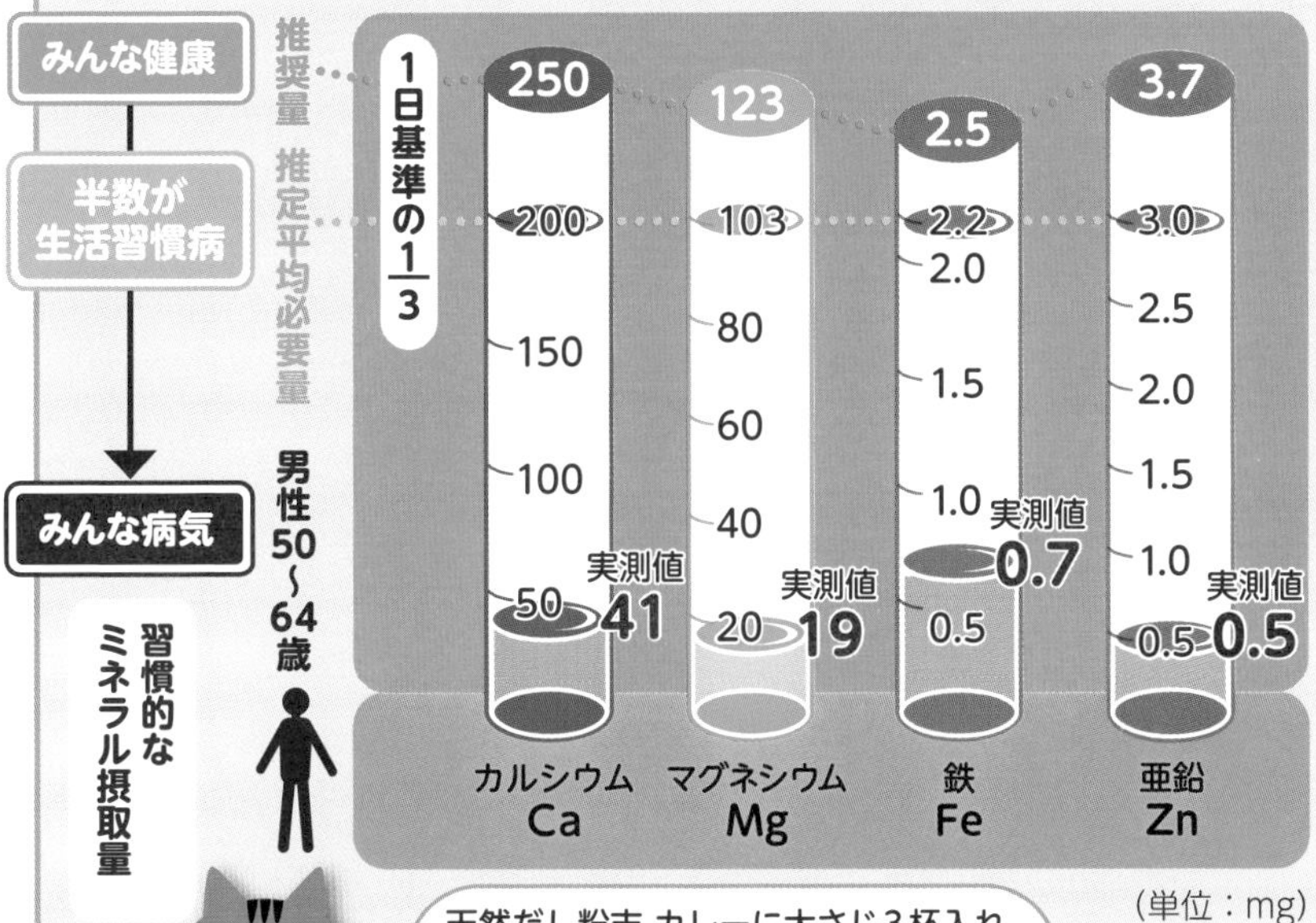

天然だし粉末 カレーに大さじ3杯入れ、
ご飯（200g）にかけると、カルシウム・
鉄が推奨量を超える。

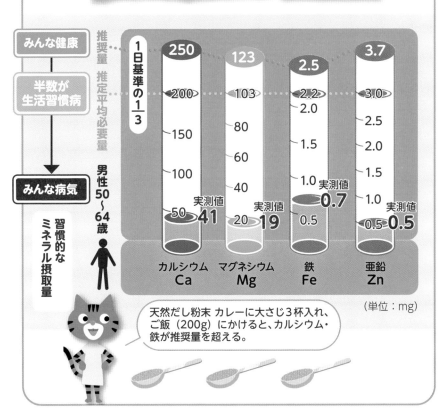

●違反食品⑫：レトルトカレー「ホテル・シェフ仕様」

検査結果が届くと、みんなビックリした。玉ねぎ、にんにくの多い「ホテル・シェフ仕様」の4ミネラルが、「プロクオリティ」よりすべて少なかったからだ。

ホテルのシェフに失礼な中身、としか言いようがない。

かつてはカレーメーカーや洗浄装置メーカーのホームページに、泡で洗い、透明な水に浸かったニンジンの写真が掲載されていた。その結果、水溶性の栄養素成分が溶け出て、ほとんどなくなっていたのだ。

このカレーは4袋パックだから、独身者が1週間に4回食べたりすると、体調が低下する。

こんなレトルトカレーでも、同量の冷凍野菜を洗わずに入れ、骨の入った魚の缶詰も入れて温め、カレー粉、ソース、醤油で味を調整すれば、健康を損ねないカレーになる。

レトルトカレー「ホテル・シェフ仕様」3種平均（170g）

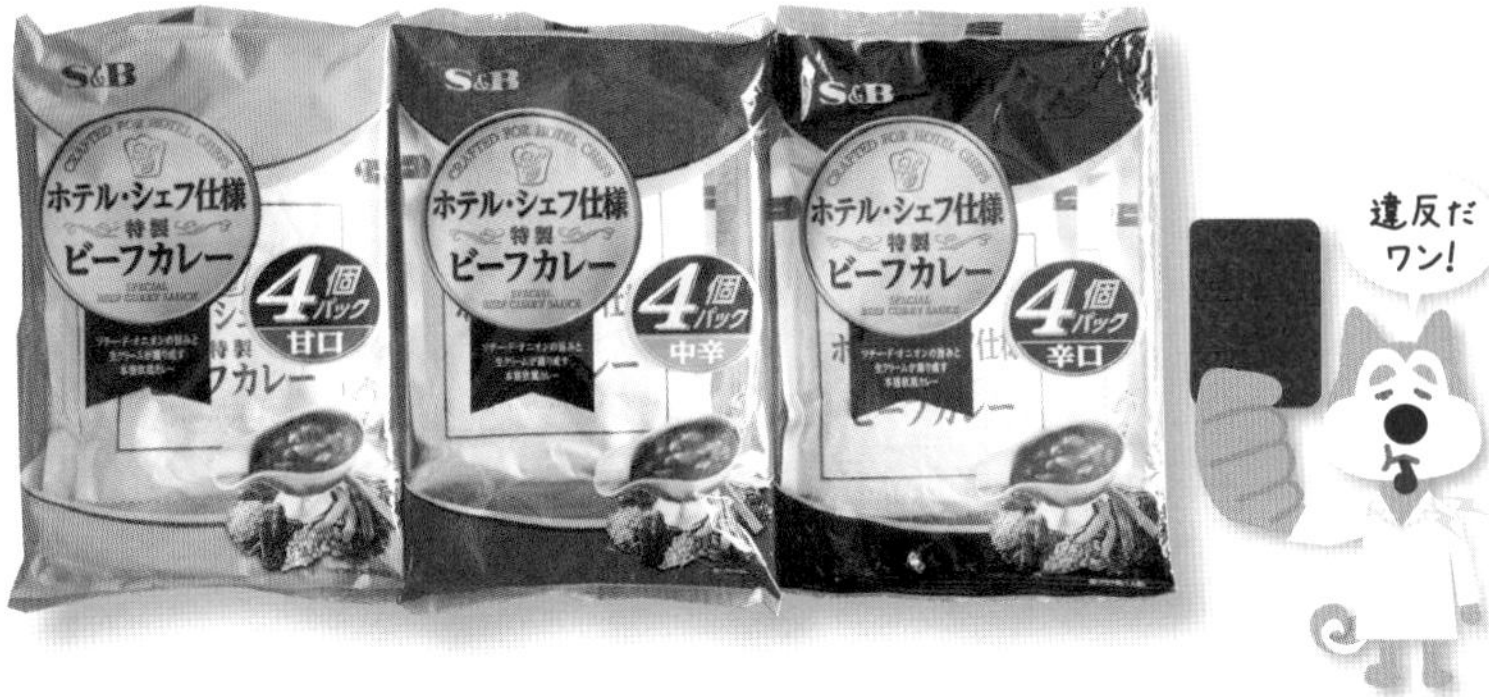
S&B
ホテル・シェフ仕様
特製
ビーフカレー
4個パック
甘口
中辛
辛口
違反だワン！

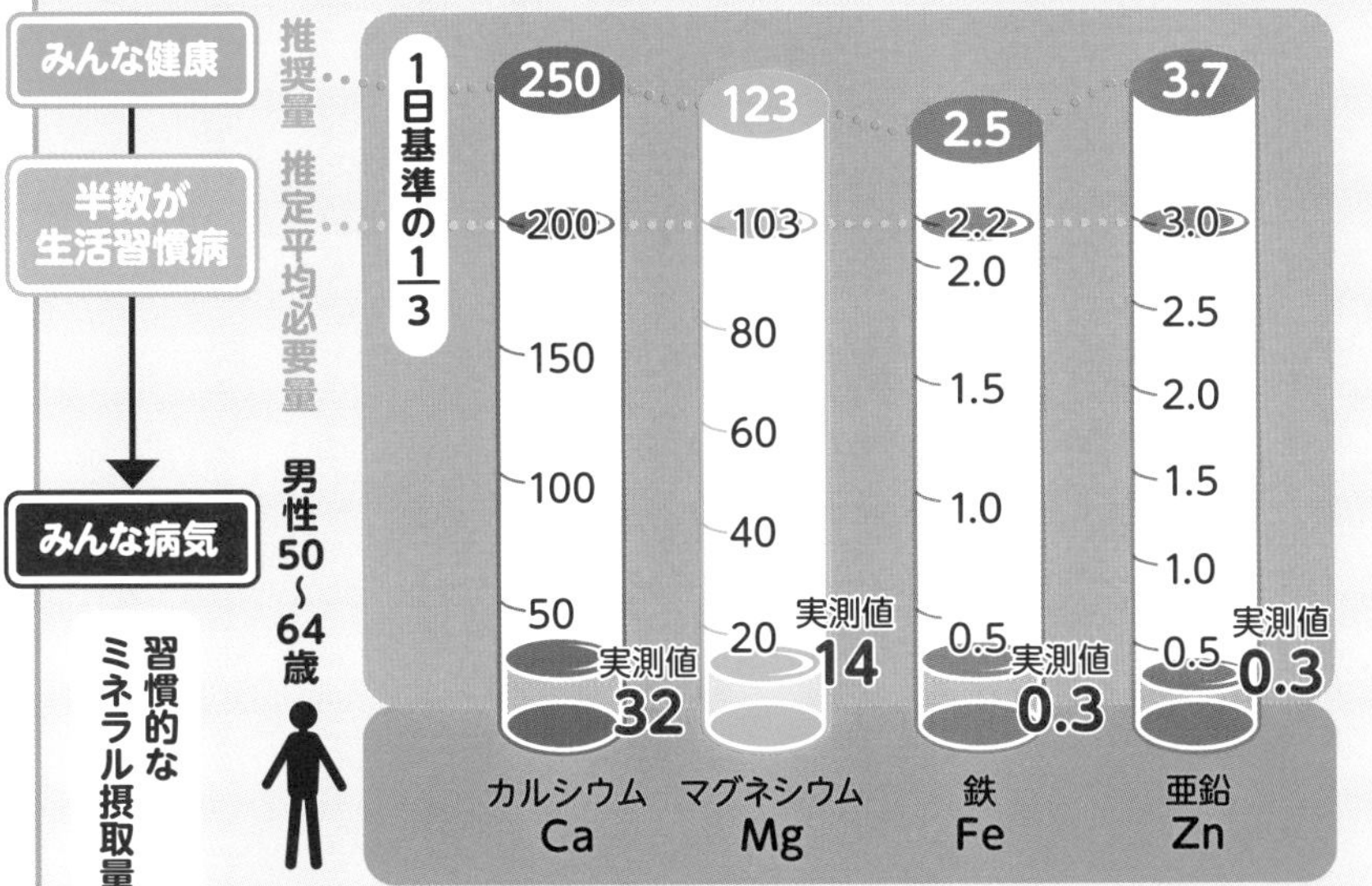
みんな健康
半数が生活習慣病
みんな病気
推奨量
推定平均必要量
男性50～64歳
習慣的なミネラル摂取量
1日基準の1/3
250
200
150
100
50
実測値 32
カルシウム Ca
123
103
80
60
40
20
実測値 14
マグネシウム Mg
2.5
2.2
2.0
1.5
1.0
0.5
実測値 0.3
鉄 Fe
3.7
3.0
2.5
2.0
1.5
1.0
0.5
実測値 0.3
亜鉛 Zn
（単位：mg）

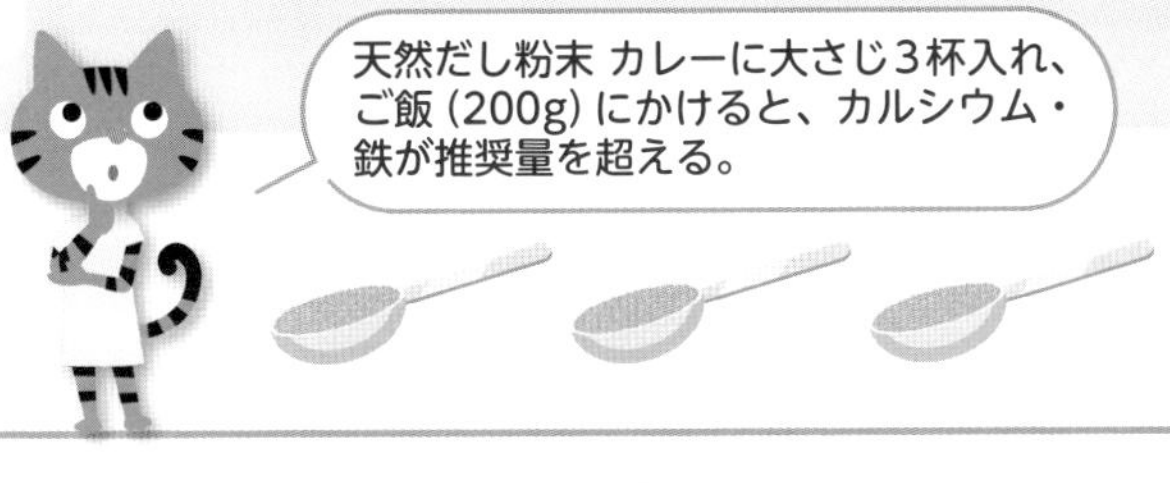
天然だし粉末 カレーに大さじ3杯入れ、ご飯（200g）にかけると、カルシウム・鉄が推奨量を超える。

●違反食品⑬：レトルト・ナポリタン

●違反食品⑭：レトルト・ミートソース

レトルトのナポリタンとミートソースは2人前なので、1人分にすると、レトルトカレーと同じぐらいミネラルが少ない。

ミートソースの検査は、大手ブランドと格安品を別に行なった。大手ブランドのほうが少し多かったが、図示するとわからない程度なので平均値を掲載した。

ミネラルは少ないが、意外に良い食品だった。

ナポリタンとミートソースには、レトルトカレーと大きく異なるミネラルがある。グラフには掲載していないカリウムである。ナポリタンは1人前の平均で344mg、ミートソースは缶詰が421mg、大手ブランドが335mg、格安が263mg。

カレーの「プロクオリティ」は213mg、「ホテル・シェフ仕様」は129mgだった。カレーは重量が30%ほど多いのに、カリウムがこれほど少ないのである。

ナポリタンとミートソースは主原料が「トマトピューレ」や「トマトペースト」なので水洗いができない。だから、水に溶けやすいカリウムが多く残っている。ということは、水溶性の栄養成分が多く残っていることを示している。

パスタソースに使われている「野菜」「玉ねぎ」も、レトルトカレーと同様に成分が抜かれている可能性があるから、買うときには原材料表示を見て、最初が「トマトピューレ」か「トマトペースト」とある商品を選ぼう。そうすると、意外なほど良い「違反食品」なのである。

イタリアでは、パスタに小イワシを塩漬けして発酵させた「アンチョビ」を入れている。これを真似して、パスタソースに、イワシの缶詰を入れたり、亜鉛の補給にカキの缶詰を入れれば、タンパク質や微量栄養素もとることができる。

そこに、エキストラ・バージン・オリーブ油を大さじ1〜2杯入れると、まろやかさが加わり、地中海料理のような健康にいいパスタになる。

このパスタソースにカレー粉を入れると、栄養豊富なカレーになる。レトルトカレーを食べている方は、ナポリタンやミートソースのレトルトを使って、カレー粉の量を調整して、自分の好みの辛さにした健康にいいカレーを作っていただきたい。

私は2年ほど、格安のナポリタンやミートソースに天然ダシ粉末を入れたパスタに、ワインをつけて昼食を済ませていたが、健康に問題は起きなかった。レトルトのナポリタンとミートソースを毎日食べても、栄養を補強していれば健康でいられることは人体実験済みである。

レトルト・ナポリタン
（1人前平均119g）

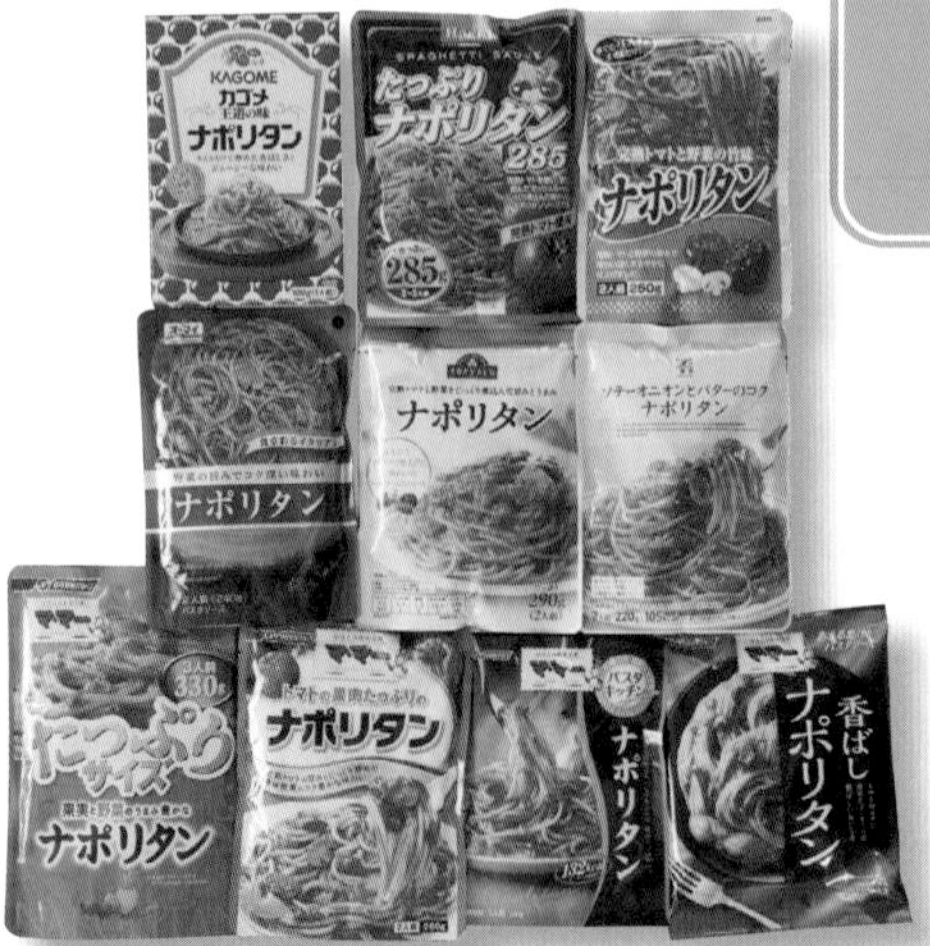
KAGOME
カゴメ
ナポリタン
たっぷりナポリタン
285g
ナポリタン
ナポリタン
ナポリタン
ソテーオニオンとバターのコク ナポリタン
たっぷりサイズ
ナポリタン
ナポリタン
ナポリタン
香ばしナポリタン

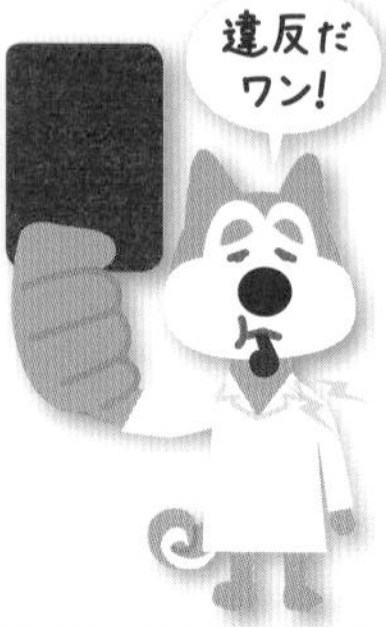
違反だワン!

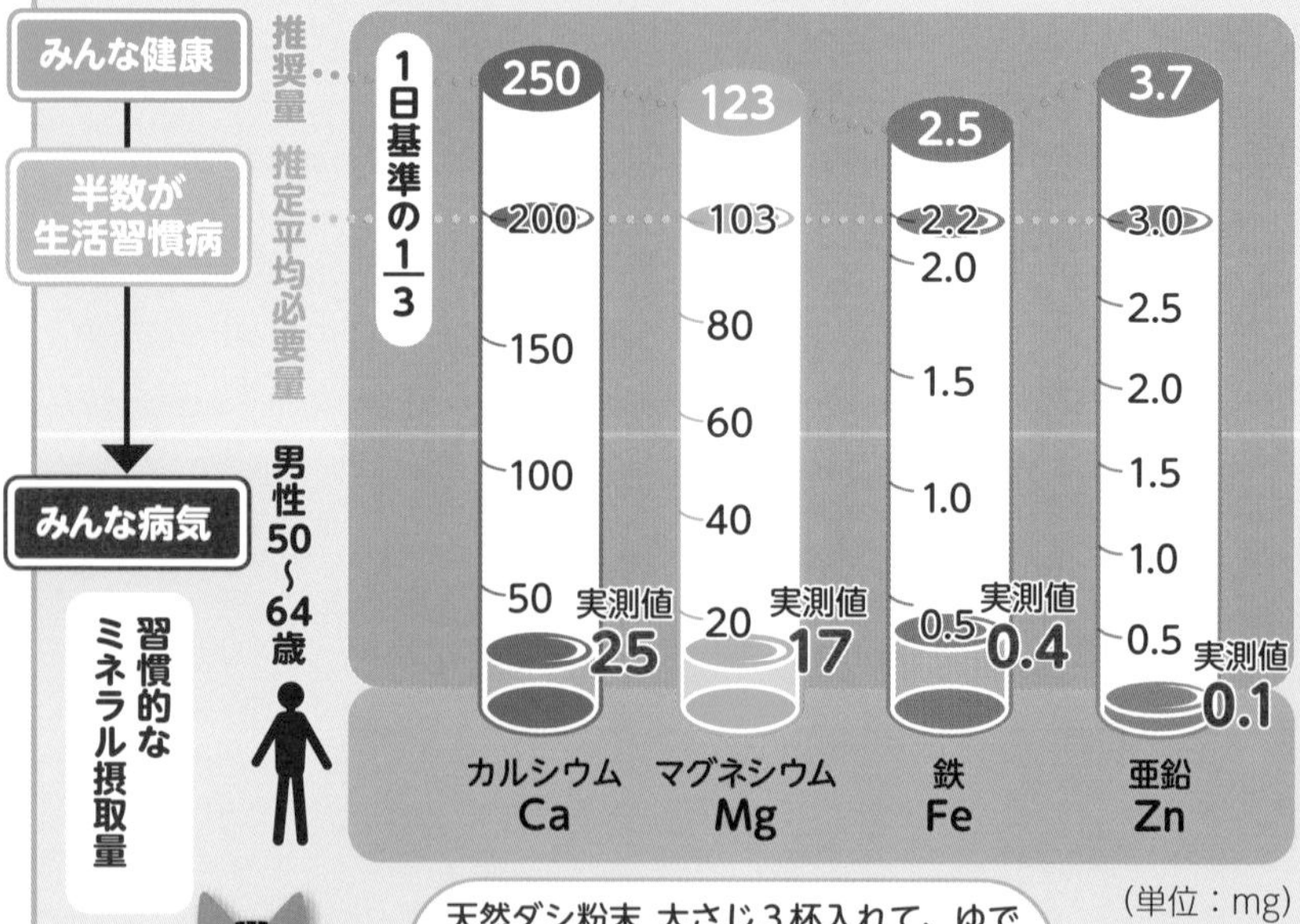
みんな健康
半数が生活習慣病
みんな病気
推奨量
推定平均必要量
1日基準の1/3
男性50～64歳
習慣的なミネラル摂取量
250
200
150
100
50
実測値 25
カルシウム Ca
123
103
80
60
40
20
実測値 17
マグネシウム Mg
2.5
2.2
2.0
1.5
1.0
0.5
実測値 0.4
鉄 Fe
3.7
3.0
2.5
2.0
1.5
1.0
0.5
実測値 0.1
亜鉛 Zn
（単位：mg）

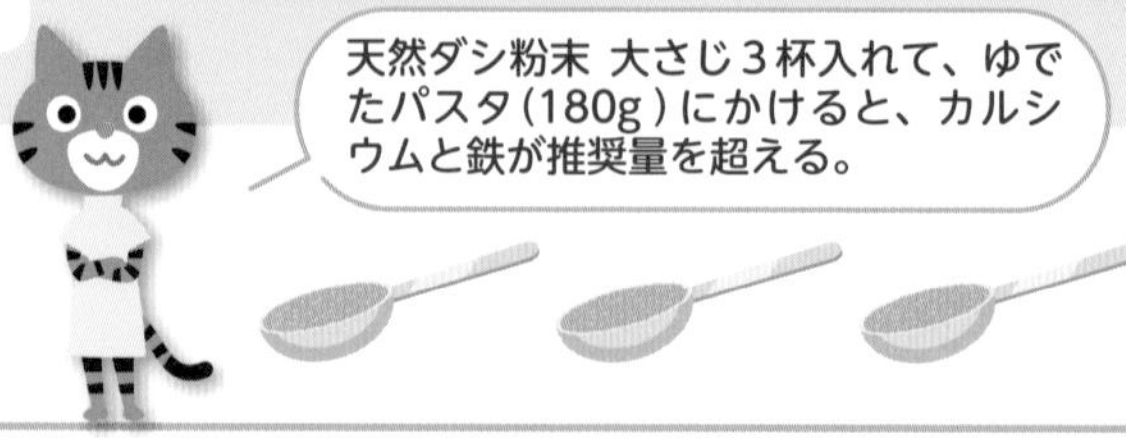
天然ダシ粉末 大さじ３杯入れて、ゆでたパスタ（180g）にかけると、カルシウムと鉄が推奨量を超える。

レトルト・ミートソース（1人前平均120g）

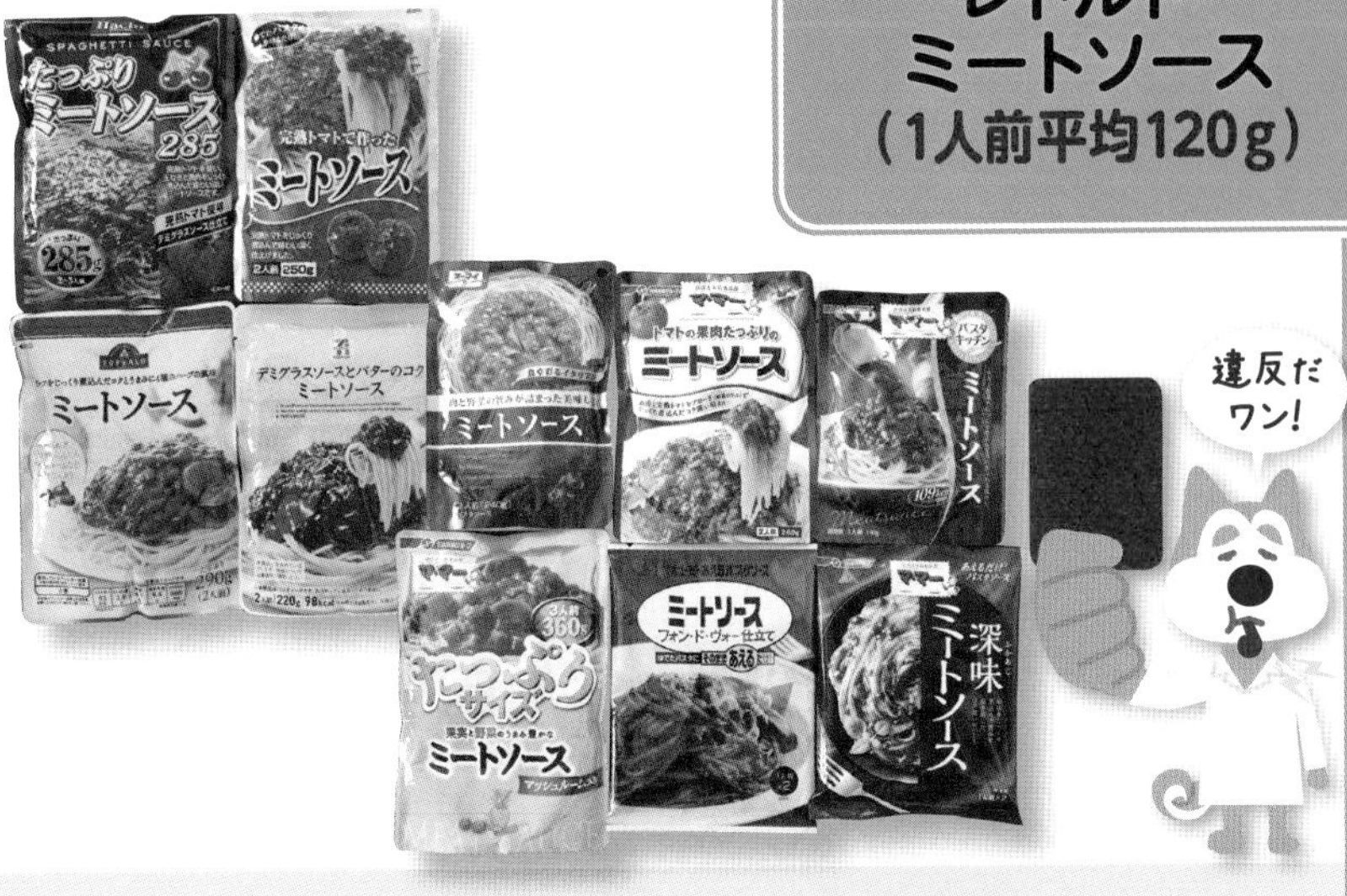
違反だワン!

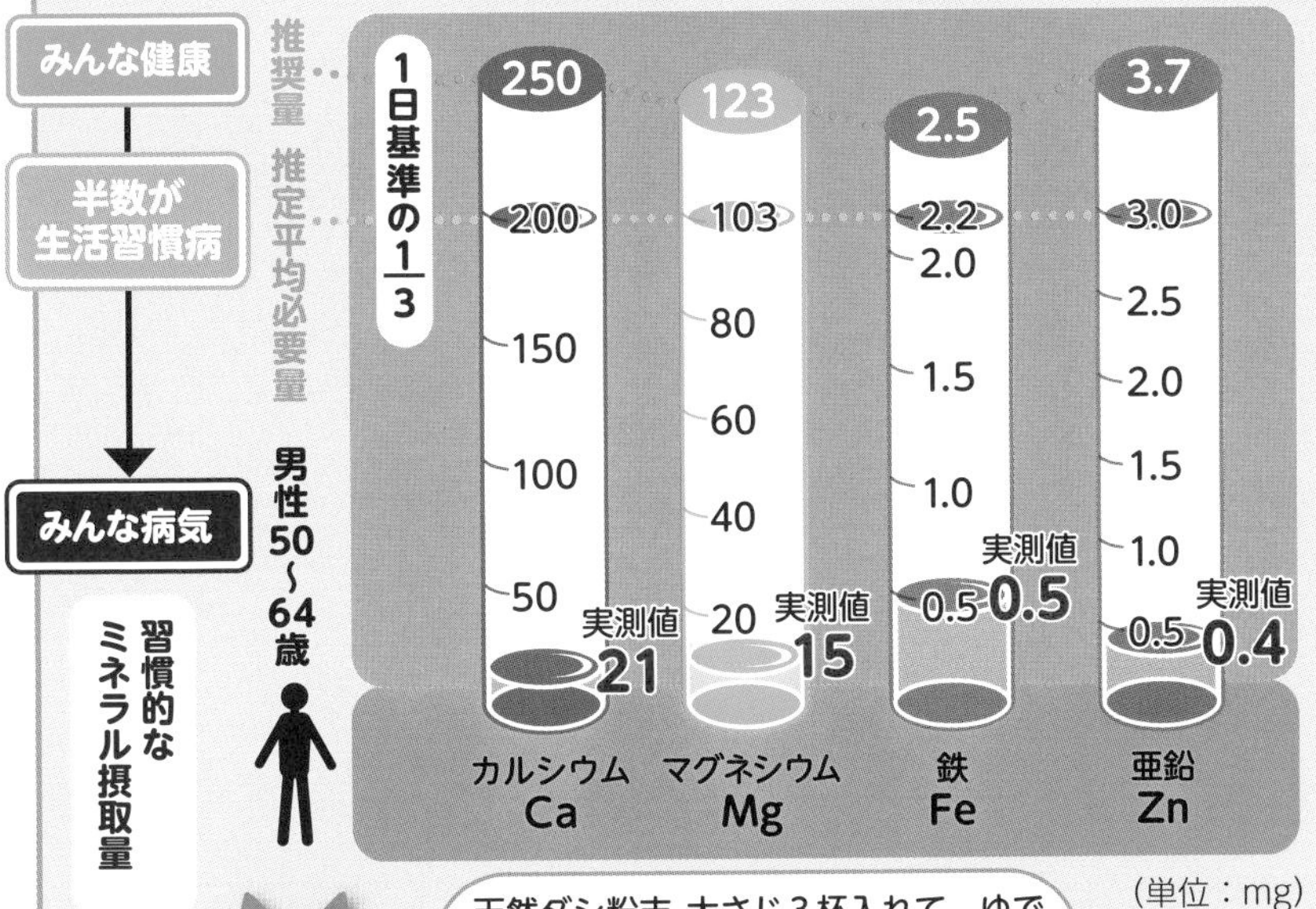
みんな健康
半数が生活習慣病
みんな病気
習慣的なミネラル摂取量
推奨量
推定平均必要量
男性50〜64歳
1日基準の1/3
250
200
150
100
50
実測値21
123
103
80
60
40
20
実測値15
2.5
2.2
2.0
1.5
1.0
0.5
実測値0.5
3.7
3.0
2.5
2.0
1.5
1.0
0.5
実測値0.4
カルシウム Ca
マグネシウム Mg
鉄 Fe
亜鉛 Zn
(単位：mg)

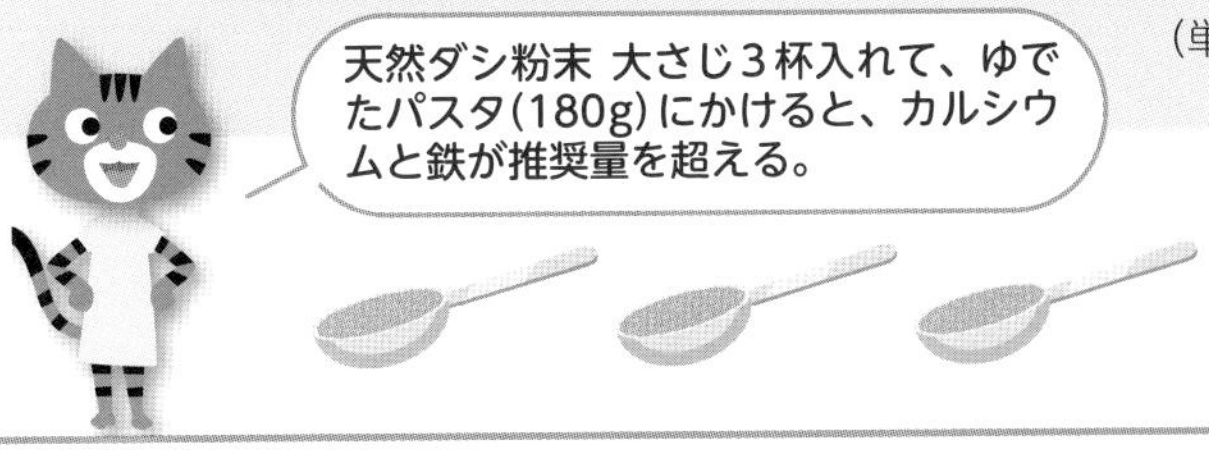
天然ダシ粉末 大さじ3杯入れて、ゆでたパスタ(180g)にかけると、カルシウムと鉄が推奨量を超える。

●違反食品⑮：コンビニ・スーパーの肉じゃが

大手コンビニ・スーパーの「肉じゃが」を検査すると、4ミネラルがどれも少なかった。「肉じゃが」1パック200gを、白米ご飯、みそ汁と一緒に食べても、「違反基準」を満たさないので「違反食品」になる。

こんな「肉じゃが」を日常的に食べていると、食事摂取基準では生活習慣病にかかることになっている。しかし、それだけで済むはずはなく、心身にさまざまな悪影響が出る。

カリウムはパック総菜の中では多いほうで、414㎎含まれていた。それなのに4ミネラルが少ないのは、アミノ酸のうま味調味料を使い、骨のある魚からミネラルを含むダシをとっていないからだ。

ふりかけを家で使っている人は、スーパーでイワシの粉末を買い、肉や野菜のふりかけの袋の中に、中身の倍以上、魚の粉末を入れてよく混ぜ、ご飯にふつうのふりかけの2〜3倍をかけるといい。魚の栄養素が加わった上に、カルシウムと鉄が多く、ミネラルバランスもよくなるので健康を損ねない食事になる。

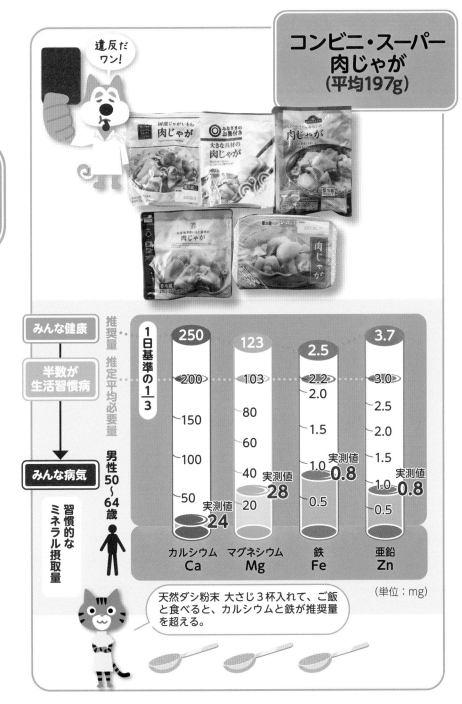

コンビニ・スーパー 肉じゃが (平均197g)

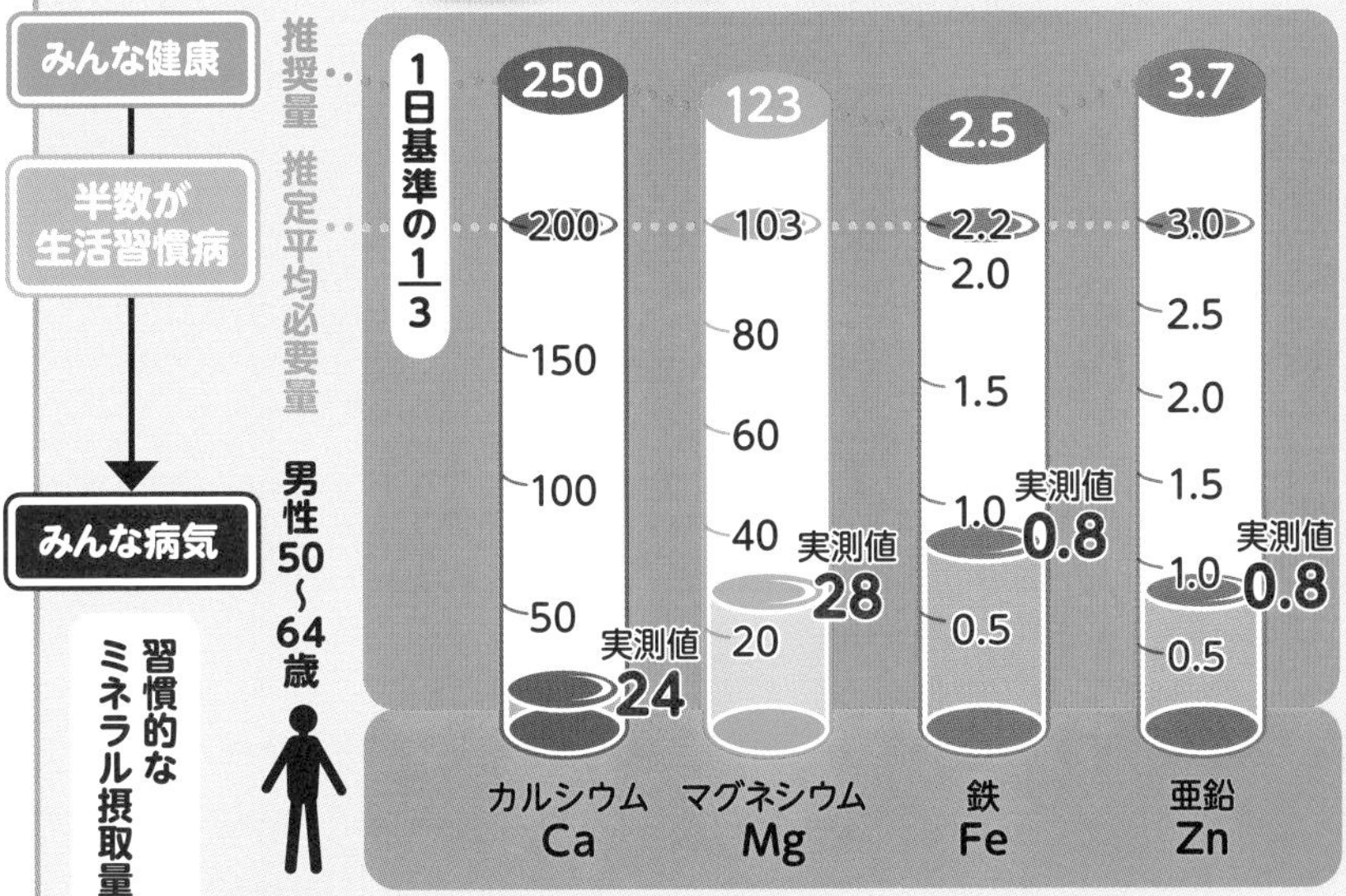

(単位：mg)

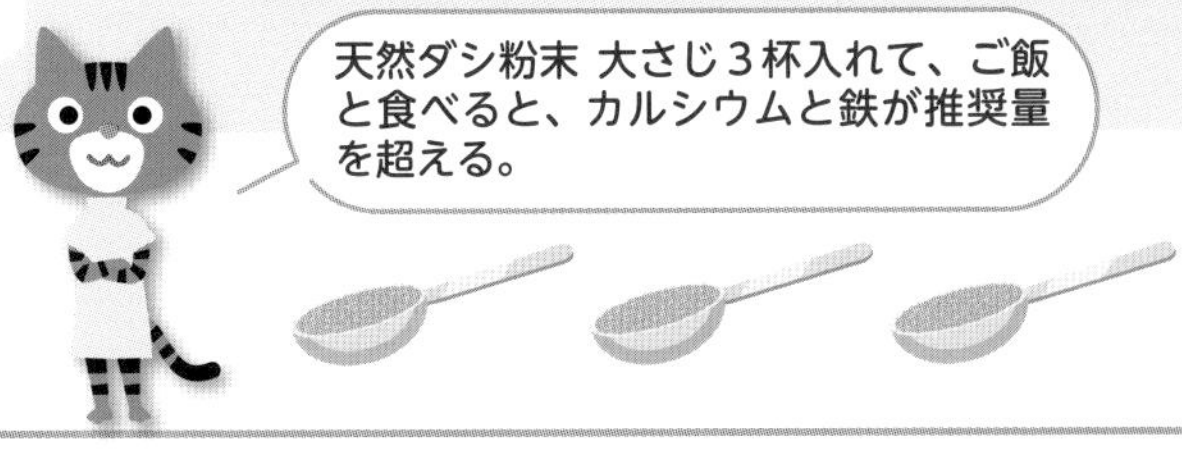

●違反食品⑯：コンビニ・スーパーの筑前煮

大手コンビニ・スーパーの「筑前煮」を検査すると、どのミネラルも少なかった。「筑前煮」のパック1袋に、白米ご飯、シジミ・アサリの即席みそ汁をつけても、4ミネラルはすべて「違反基準」以下だから、「違反食品」である。

野菜が多くて、いい食品だと思って常食すると、ミネラル不足で生活習慣病にかかる。

グラフには載っていないが、カリウムが1袋に153㎎しか含まれていなかった。ふつうの野菜で筑前煮を作ると、カリウムは2～3倍多く含まれているから、冷凍野菜を洗って中身を抜いたものが原材料に含まれていたと考えられる。

カリウムが不足すると、筋肉が痙攣《けいれん》したり、引きつったり、麻痺が起きる。筑前煮パックを食べた日の夜、足がつったら、カリウム不足による可能性が高い。

野菜の繊維はとれても、筑前煮に含まれている野菜の微量栄養素は激減している。

野菜ジュースで補いたくなるが、野菜ジュースもまた成分が抜かれたものが多い。

食事に納豆をつけ、食後にブラックチョコレート、アーモンドなどを食べるのがいい。

これで、4ミネラルの摂取量は数倍から10倍ぐらいになるので、不足の心配はなくなる。ただし、太らないように食事量を少なくする必要がある。

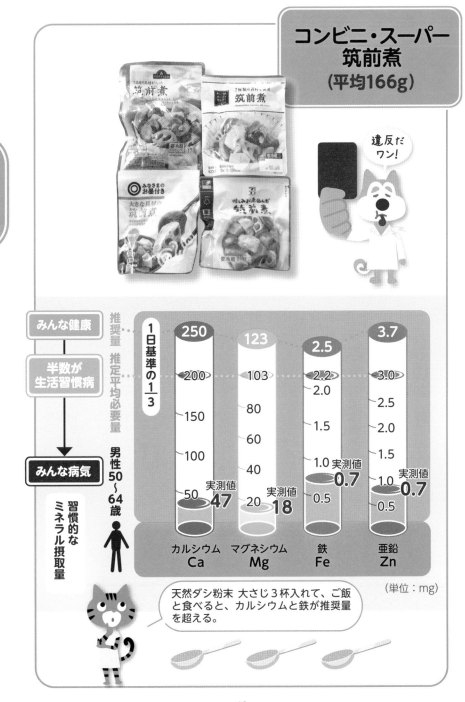

コンビニ・スーパー 筑前煮 (平均166g)

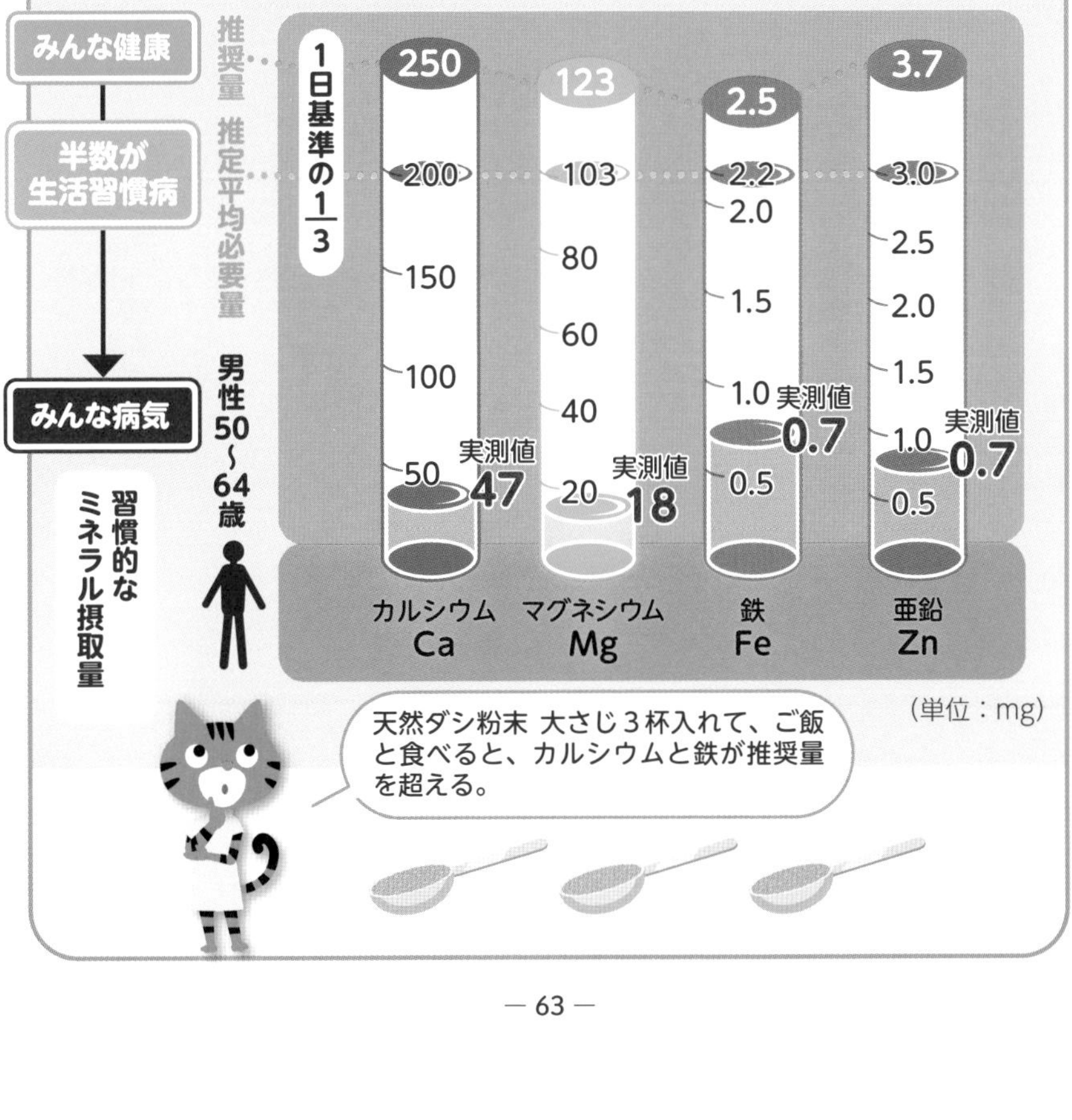

●違反食品⑰：コンビニ・ハンバーグ

コンビニで売っているパックに入ったハンバーグも、検査すると4ミネラルが少なかった。白米ご飯、みそ汁、サラダ野菜の「基本セット」をつけても、4ミネラルがどれも「違反基準」以下で、常食すると病気になる。

外食のビーフシチューを検査すると、鉄と亜鉛が推奨量を大きく超えていた。コンビニのハンバーグは、デミグラスソースを含めて検査したのに、鉄と亜鉛が推奨量の3分の1以下だった。

ハンバーグ1袋（100g）のカリウムが184㎎と少ないから、水洗いして成分を抜いた肉を使い、救いようのない栄養不足食品になっていた。

「チーズ入りハンバーグ」を検査すると、カルシウムと鉄がほんの少し多かったが、これならチーズを買ってハンバーグにのせるほうがいい。そうすればカルシウムが推奨量を超える。

マグ・鉄・亜鉛は、コンビニの総菜と組み合わせても「推奨量」に達するのは難しい。

ハンバーグにサバの缶詰をつければ、カル・鉄・亜鉛が推奨量を超えて、良い食事になる。

そして食後に、小魚、種実類、豆類の菓子を食べるのがいい。

コンビニ・ハンバーグ（平均100g）

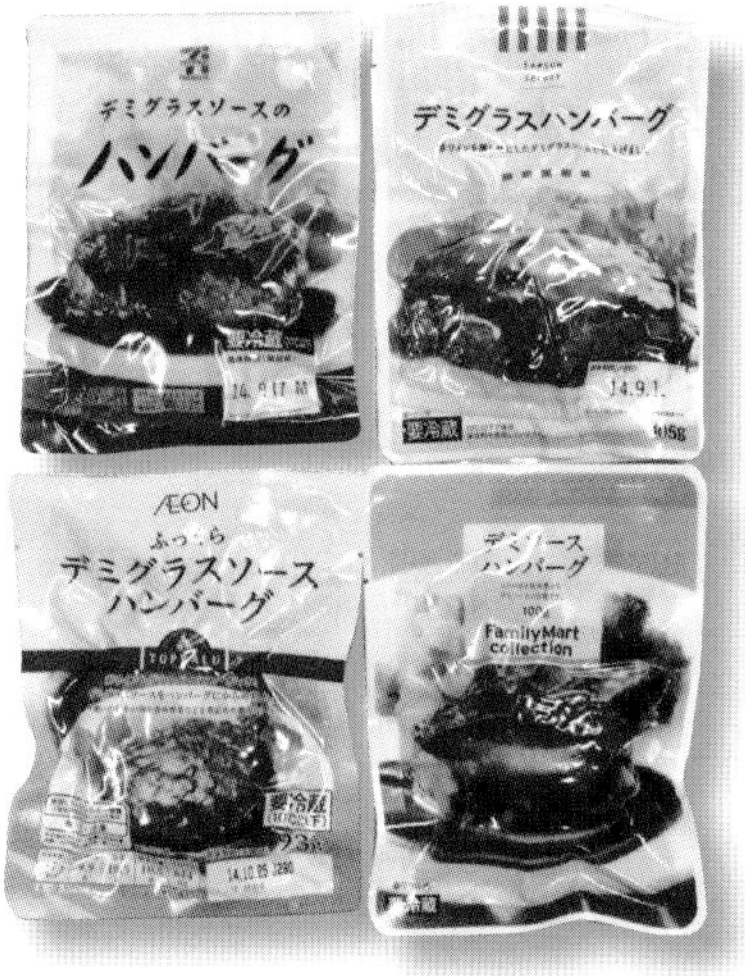

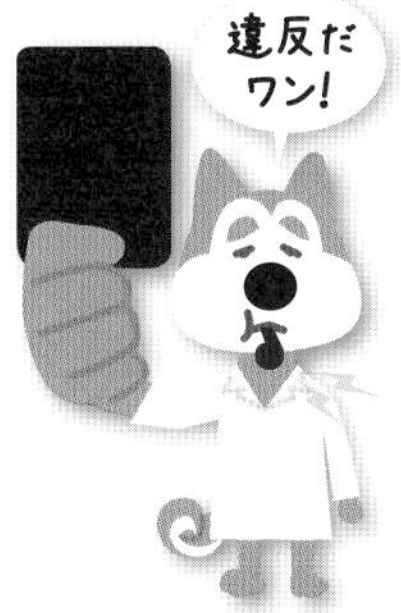

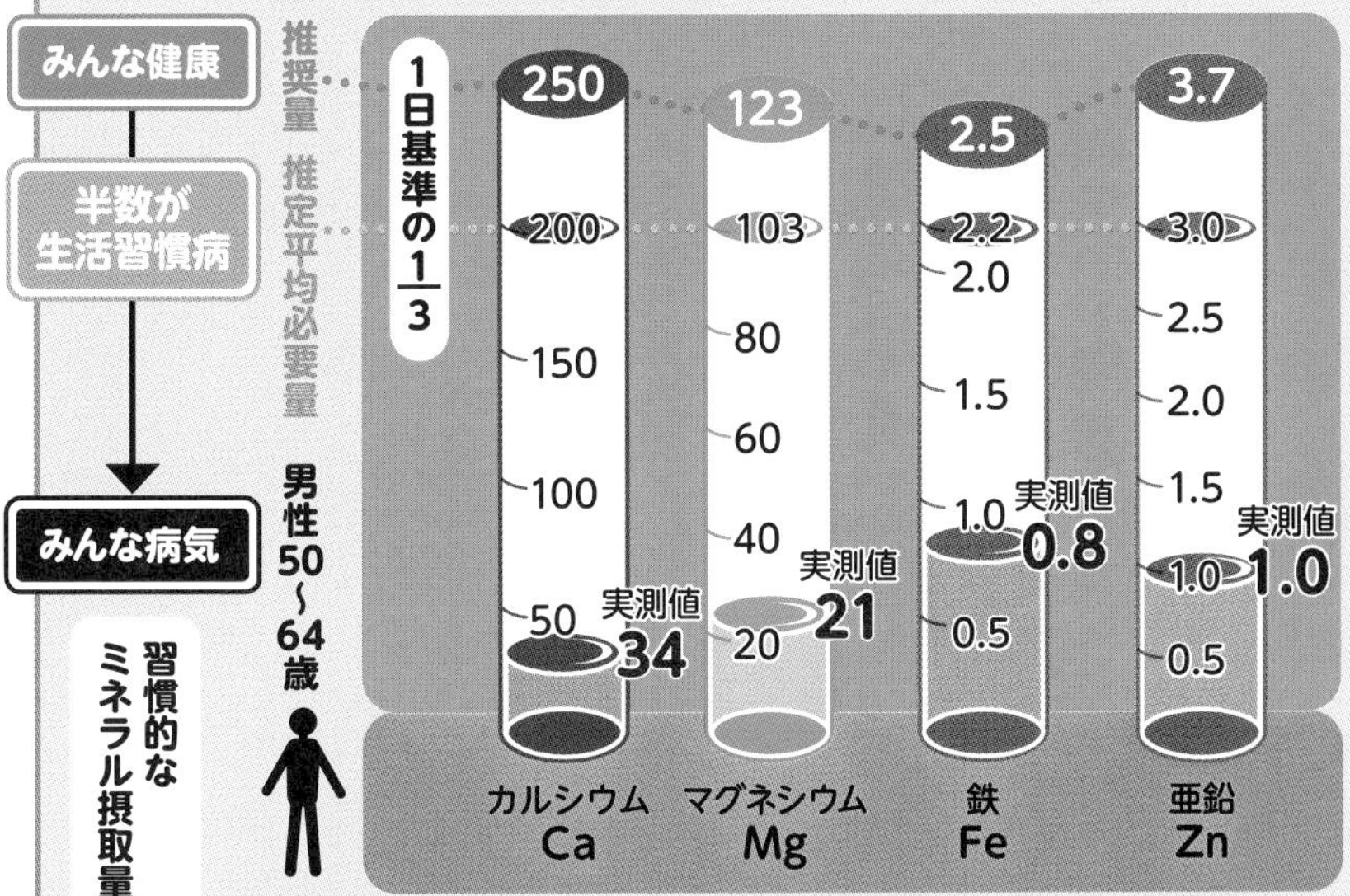

（単位：mg）

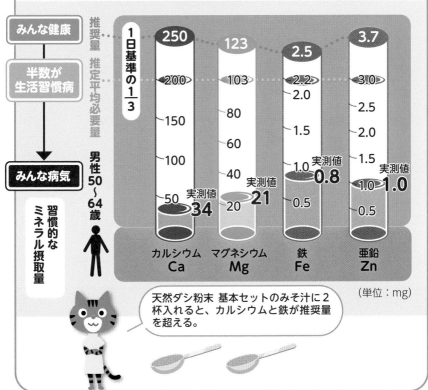

天然ダシ粉末 基本セットのみそ汁に2杯入れると、カルシウムと鉄が推奨量を超える。

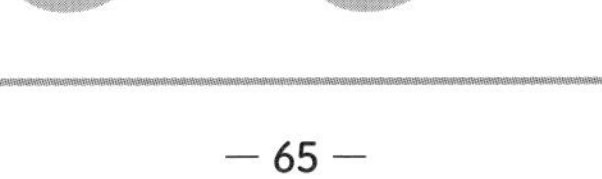

●完全メシ 豚辛ラ王 油そば

日清食品は、2019年に1食ですべての栄養素がとれる「オールインパスタ」と「オールインヌードル」を発売した。しかし、高くてまずくて売れなかったので販売を終了した。

2022年に食事全体に幅を広げた「完全メシ」にして、麺類、カレーライス、牛丼、あんパン、カカオドリンク、スムージーなどを発売した。

複数の食品で、あまり無理せずに幅広い栄養をとれるようにしている。

「豚辛ラ王　油そば」を検査すると、現代食に不足しているマグネシウムが少なかったのは残念だが、3ミネラルが推奨量を超え、鉄が2・5倍で、良い食品だった。

人の必須栄養素がすべて足りるように食品業界が動き出すことは日本の未来を左右する。できるだけ昔から使ってきた食材を用いて、4ミネラルのすべてにこだわらず、マグネシウムを含めて2つ以上が推奨量を大きく超える「完全メシ」を開発していただきたい。

健康を害する方向に食品開発を進める競争をしてきた日本の食品業界から、前述の「ベースブレッド」や「完全メシ」が生まれたことは、食品業界に本当に健康にいい開発競争が持ち込まれたわけで、たいへん好ましいことである。

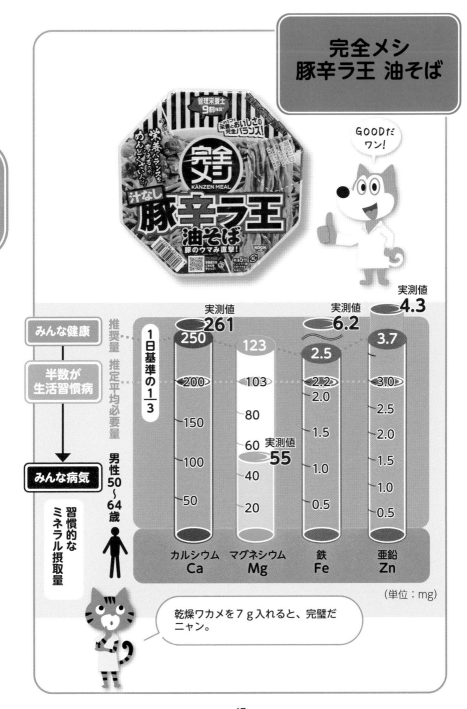

完全メシ 豚辛ラ王 油そば

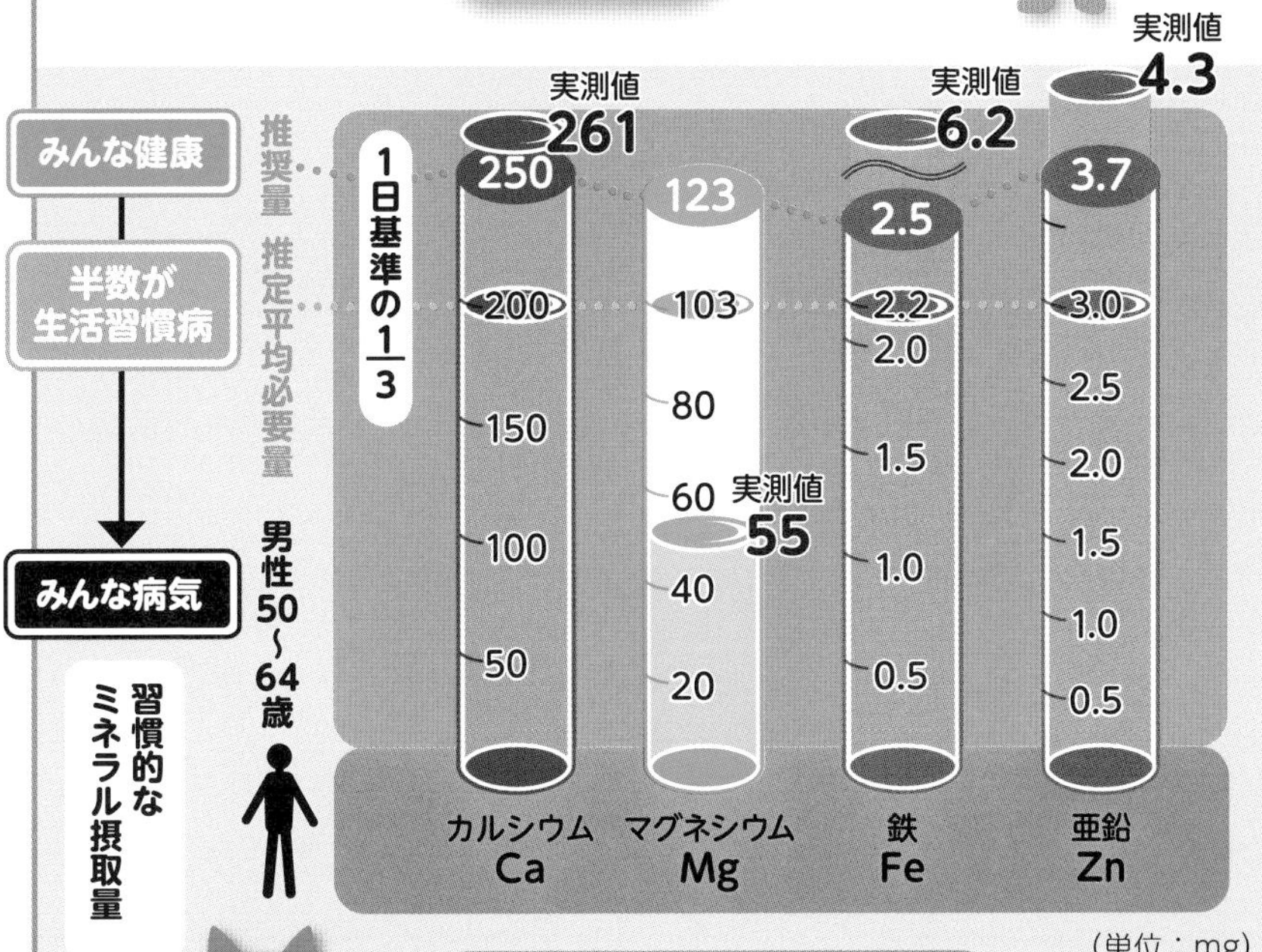

●ミネラルラーメン

福島第一原発事故による放射能汚染で、安心して食べられる即席麺がなくなったときに、私も、創健社に協力してもらって自分で即席麺「ミネラルラーメン」を開発している。最初は、震災前に収穫された小麦で麺を作ったが、放射能と、収穫後に用いたポストハーベスト農薬の両方を避けるため、一時はカナダ産小麦にした。今は、北海道でネオニコチノイド農薬を不使用にしてもらった小麦の小麦粉と全粒粉で、全粒粉14％入りの麺を作っている。

創健社のスープ粉末に、最初は、煮干し粉3g、ゴマ3gを入れたが、検査するとミネラルがまったく足りなかった。毎年増やして、今は煮干し粉8g、ゴマ8g、飛魚粉2g、昆布粉0・5gを入れている。スープ粉末の量が35gと多いが、それでも成人男性はマグネシウムと亜鉛が推奨量を超えない。そこで、「アオサや卵を入れて」と要望して、通信販売している。

市販の即席麺は、麺にカルシウムが添加されているから、卵を入れればカルシウムが推奨量を超える。即席麺でカルシウムをとっている日本人は多い。

外食のラーメンは、麺にカルシウムを添加していないが、安い店の安いラーメンでも鉄は推奨量に近い。ラーメン専門店のラーメンは鉄と亜鉛が推奨量を超える良い食品だ。ラーメン店の数から考えると、外食のラーメンで健康を維持できている人はかなり多い。

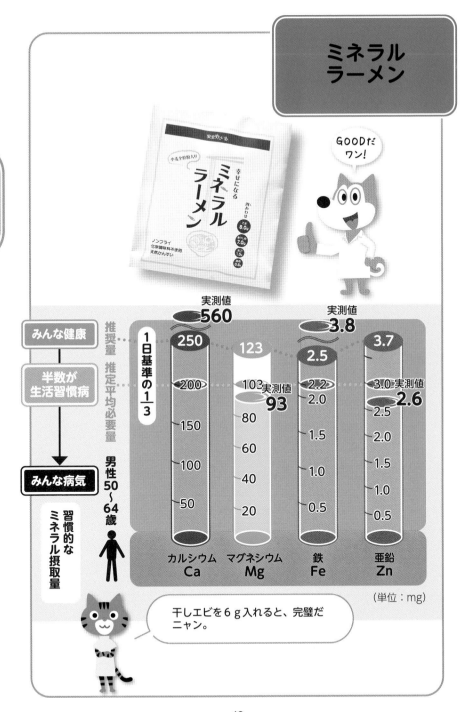

ミネラルラーメン

安全すたいる
小麦全粒粉入り
幸せになる
ミネラルラーメン
ごま 8.0g
7.0g
1.5g
0.6g
ノンフライ
化学調味料不使用
天然かんすい

GOODだワン!

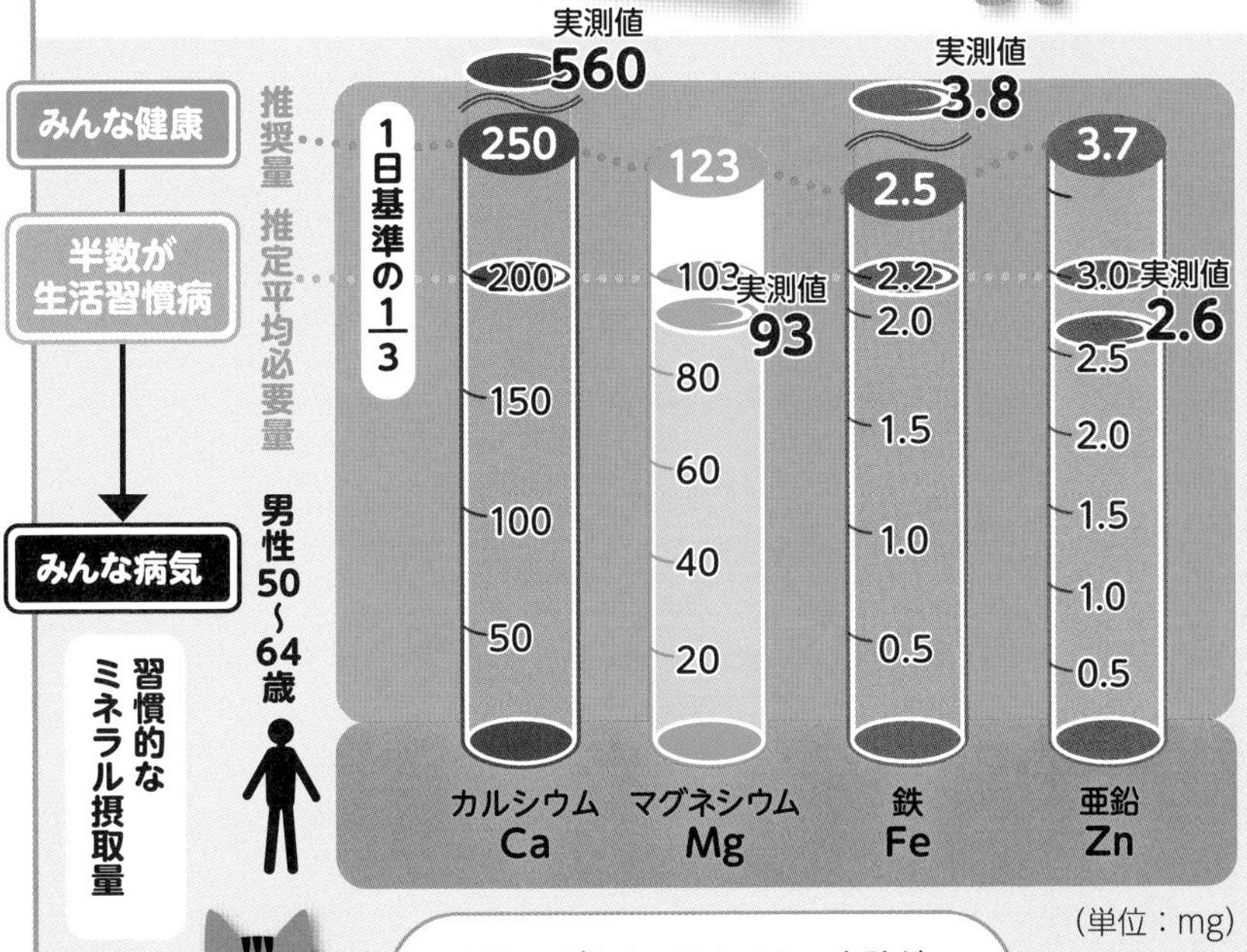
みんな健康
半数が生活習慣病
みんな病気
習慣的なミネラル摂取量
推奨量
推定平均必要量
男性50～64歳
1日基準の1/3
実測値 560
250
200
150
100
50
123
103
実測値 93
80
60
40
20
実測値 3.8
2.5
2.2
2.0
1.5
1.0
0.5
3.7
3.0
実測値 2.6
2.5
2.0
1.5
1.0
0.5
カルシウム Ca
マグネシウム Mg
鉄 Fe
亜鉛 Zn
（単位：mg）

干しエビを６ｇ入れると、完璧だニャン。

日本人の食事摂取基準（2020年版）

カルシウム（mg/日）

性別	男性				女性			
年齢等	推定平均必要量	推奨量	目安量	耐容上限量	推定平均必要量	推奨量	目安量	耐容上限量
0～5（月）	—	—	200	—	—	—	200	—
6～11（月）	—	—	250	—	—	—	250	—
1～2（歳）	350	450	—	—	350	400	—	—
3～5（歳）	500	600	—	—	450	550	—	—
6～7（歳）	500	600	—	—	450	550	—	—
8～9（歳）	550	650	—	—	600	750	—	—
10～11（歳）	600	700	—	—	600	750	—	—
12～14（歳）	850	1,000	—	—	700	800	—	—
15～17（歳）	650	800	—	—	550	650	—	—
18～29（歳）	650	800	—	2,500	550	650	—	2,500
30～49（歳）	600	750	—	2,500	550	650	—	2,500
50～64（歳）	600	750	—	2,500	550	650	—	2,500
65～74（歳）	600	750	—	2,500	550	650	—	2,500
75以上（歳）	600	700	—	2,500	500	600	—	2,500
妊婦					+0	+0	—	—
授乳婦					+0	+0	—	—

マグネシウム（mg/日）

年齢等	男性				女性			
	推定平均必要量	推奨量	目安量	耐容上限量[1]	推定平均必要量	推奨量	目安量	耐容上限量[1]
0～5（月）	—	—	20	—	—	—	20	—
6～11（月）	—	—	60	—	—	—	60	—
1～2（歳）	60	70	—	—	60	70	—	—
3～5（歳）	80	100	—	—	80	100	—	—
6～7（歳）	110	130	—	—	110	130	—	—
8～9（歳）	140	170	—	—	140	160	—	—
10～11（歳）	180	210	—	—	180	220	—	—
12～14（歳）	250	290	—	—	240	290	—	—
15～17（歳）	300	360	—	—	260	310	—	—
18～29（歳）	280	340	—	—	230	270	—	—
30～49（歳）	310	370	—	—	240	290	—	—
50～64（歳）	310	370	—	—	240	290	—	—
65～74（歳）	290	350	—	—	230	280	—	—
75以上（歳）	270	320	—	—	220	260	—	—
妊婦					+30	+40	—	—
授乳婦					+0	+0	—	—

1　通常の食品以外からの摂取量の耐容上限量は、成人の場合350mg/日、小児では5mg/kg体重/日とした。
それ以外の通常の食品からの摂取の場合、耐容上限量は設定しない。

鉄（mg/日）

性別	男性				女性					
年齢等					月経なし		月経あり			
	推定平均必要量	推奨量	目安量	耐容上限量	推定平均必要量	推奨量	推定平均必要量	推奨量	目安量	耐容上限量
0～5（月）	—	—	0.5	—	—	—	—	—	0.5	—
6～11（月）	3.5	5.0	—	—	3.5	4.5	—	—	—	—
1～2（歳）	3.0	4.5	—	25	3.0	4.5	—	—	—	20
3～5（歳）	4.0	5.5	—	25	4.0	5.5	—	—	—	25
6～7（歳）	5.0	5.5	—	30	4.5	5.5	—	—	—	30
8～9（歳）	6.0	7.0	—	35	6.0	7.5	—	—	—	35
10～11（歳）	7.0	8.5	—	35	7.0	8.5	10.0	12.0	—	35
12～14（歳）	8.0	10.0	—	40	7.0	8.5	10.0	12.0	—	40
15～17（歳）	8.0	10.0	—	50	5.5	7.0	8.5	10.5	—	40
18～29（歳）	6.5	7.5	—	50	5.5	6.5	8.5	10.5	—	40
30～49（歳）	6.5	7.5	—	50	5.5	6.5	9.0	10.5	—	40
50～64（歳）	6.5	7.5	—	50	5.5	6.5	9.0	11.0	—	40
65～74（歳）	6.0	7.5	—	50	5.0	6.0	—	—	—	40
75以上（歳）	6.0	7.0	—	50	5.0	6.0	—	—	—	40
妊婦（付加量）										
初期					+2.0	+2.5	—	—	—	—
中期・後期					+8.0	+9.5	—	—	—	—
授乳婦（付加量）					+2.0	+2.5	—	—	—	—

亜鉛（mg/日）

年齢等	男性				女性			
	推定平均必要量	推奨量	目安量	耐容上限量	推定平均必要量	推奨量	目安量	耐容上限量
0～5（月）	—	—	2	—	—	—	2	—
6～11（月）	—	—	3	—	—	—	3	—
1～2（歳）	3	3	—	—	2	3	—	—
3～5（歳）	3	4	—	—	3	3	—	—
6～7（歳）	4	5	—	—	3	4	—	—
8～9（歳）	5	6	—	—	4	5	—	—
10～11（歳）	6	7	—	—	5	6	—	—
12～14（歳）	9	10	—	—	7	8	—	—
15～17（歳）	10	12	—	—	7	8	—	—
18～29（歳）	9	11	—	40	7	8	—	35
30～49（歳）	9	11	—	45	7	8	—	35
50～64（歳）	9	11	—	45	7	8	—	35
65～74（歳）	9	11	—	40	7	8	—	35
75以上（歳）	9	10	—	40	6	8	—	30
妊婦（付加量）					+1	+2	—	—
授乳婦（付加量）					+3	+4	—	—

第2章

発達障害児が激増する原因

小若順一

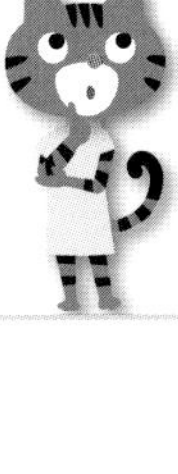

❶60年で500倍も増加

●通級指導教室で激増する発達障害児

発達障害児が激増を続けている。

「通級指導教室」（通級）に通って、障害に応じて指導を受けている生徒の人数を、各年ごとに文部科学省が棒グラフにして公表している。棒グラフから、言語障害、弱視、難聴、肢体不自由、病弱・身体虚弱は発達障害ではないから取り除き、小中学生の発達障害児だけにしたのが図1で、27年間で通級に通う発達障害児は87倍も激増している。

このまま増加が続くと、日本は滅びることになる。

●小学生の発達障害は10％台に

通常学級にいる発達障害児を、文部科学省は10年に一度、調査している。それが、図2で、2002年は小中学生の6・3％、2012年は6・5％、2022年は8・8％。この調査でも増加率が高くなっている。

図1　発達障害児の推移

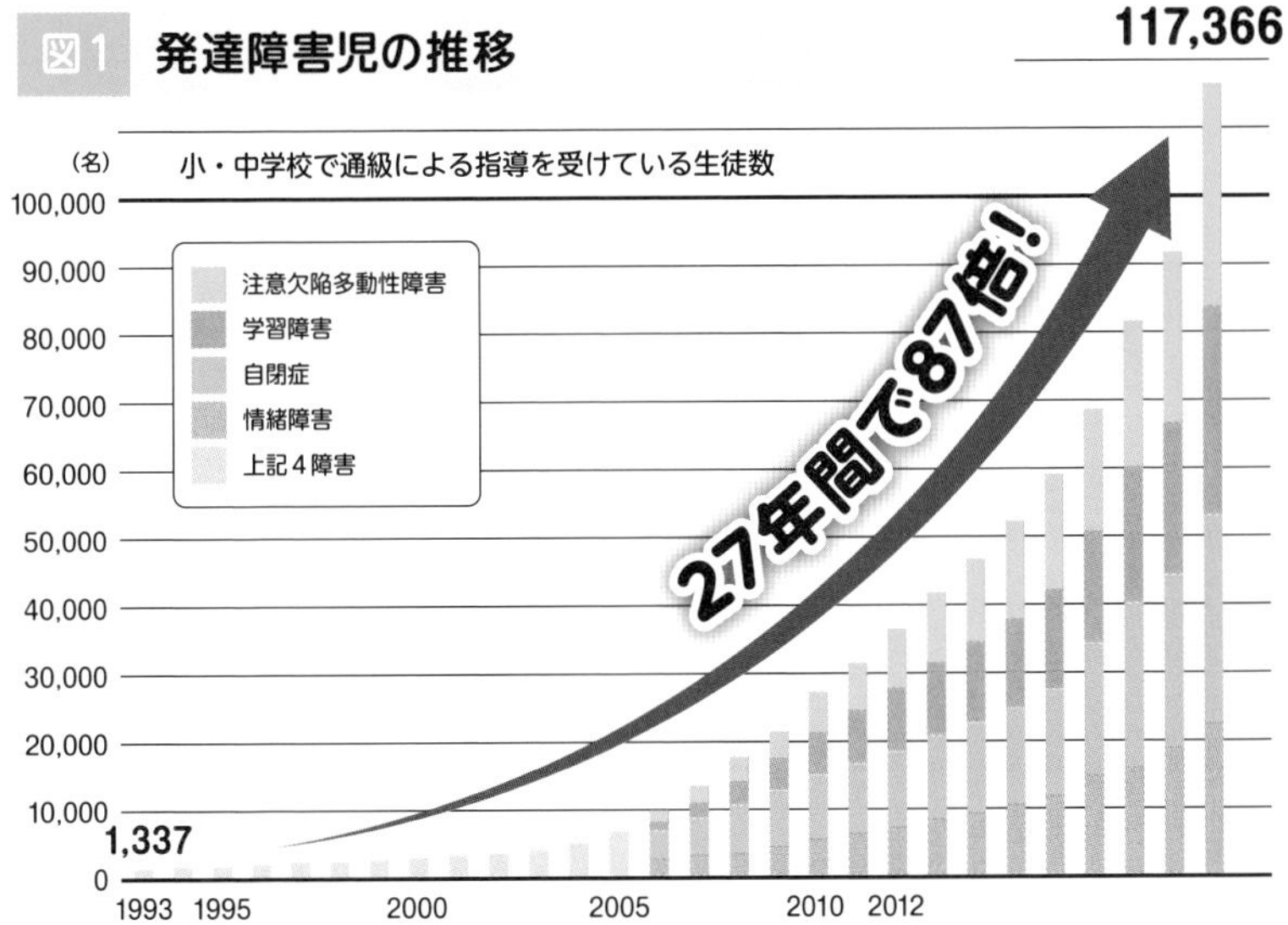

（各年５月１日現在、2020年は３月31日）
「通級による指導実施調査」（文部科学省より）
言語障害、弱視、難聴、肢体不自由、病弱・身体虚弱、高校生をのぞいた。

図2　発達障害児の割合（％）

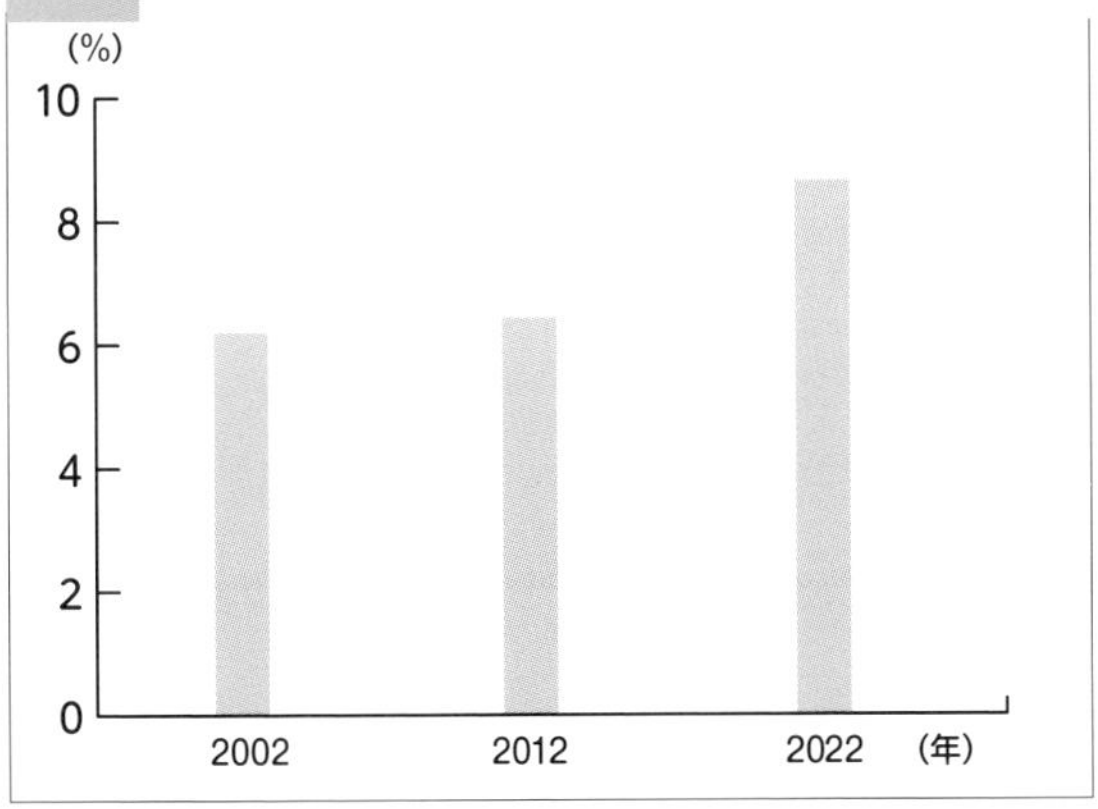

（文部科学省調査）

図3　発達障害児の割合
（学習面、各行動面で著しい困難を示す児童生徒）

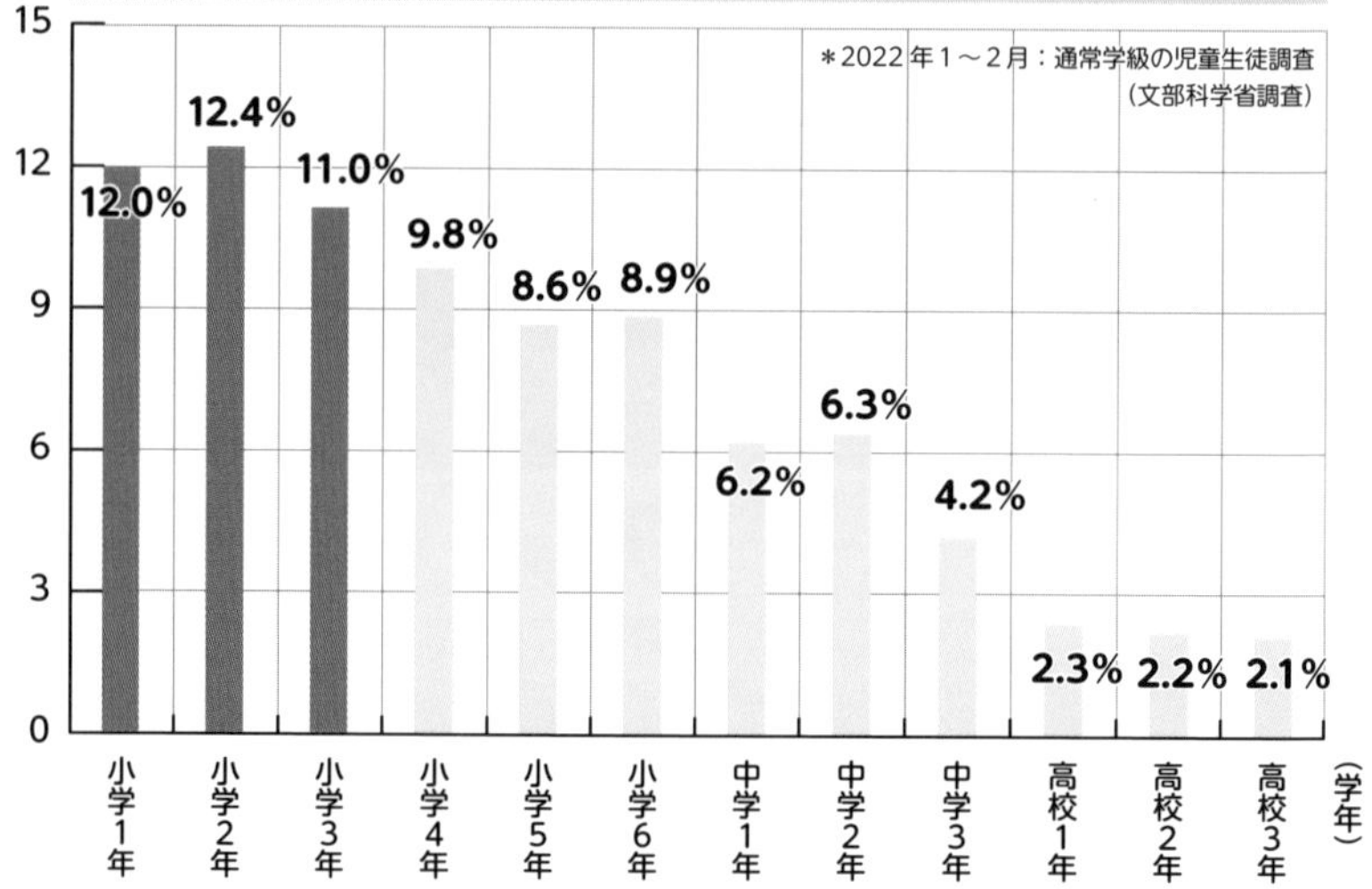

学年別の発達障害児は、図３のように、２０２２年は小学１年生で12・０％、２年生は12・４％、３年生は11・０％。
低学年の発達障害児は10％台になっているのである。

60年前は患者がいなかった

１９９３年に通級に在籍していた発達障害児は図１のように１３３７人だった。

その昔はどうだったのだろう。

発達障害児研究の先駆者である片岡直樹・川崎医科大学名誉教授は、「岡山大学の医学部を卒業した後、発達障害の研究をしようと岡山大学の付属病院に入りました。当時は自閉症と言われていたのですが、最初の１年は自閉症の子は１人も診察に来ませんでした。昭和40年ごろは、自閉症の子は５０００人に１人、昭和50年ごろは２００0人に１人ぐらいでした」と言う。

60年で５００倍も増えたのである。

私の小・中学校の担任で90歳と91歳の恩師に聞いてみると、「発達障害児で困ったことはない」と言い、２人でしばらく話し合っていたが、「教員生活でそういう困った子に出会った記憶がない」そうだった。後日、「一つのことをし始めるとそれしかしない子がいて、確かに変わっていたけど、東大の教授になった」と、91歳の恩師から連絡があった。

それが今は「困った子」が10人に１人を超える時代になって、教育現場の困難さが増しているのである。

●日本人のアタマが悪くなっている

発達障害児が激増する一方で、子どもの学力が下がっている。

3年に一度、経済協力開発機構（ＯＥＣＤ）が国際的な学習到達度調査（ＰＩＳＡ）を実施している。日本の順位を２０００年から並べたのが図4で、直近の２０１８年は、科学が5位、数学が6位、読解力が15位だった。

ＰＩＳＡ調査が始まる十数年前まで、日本はどれも1位か、それに近い上位が当たり前だっ

図4　PISA国際学力テストでの日本の成績

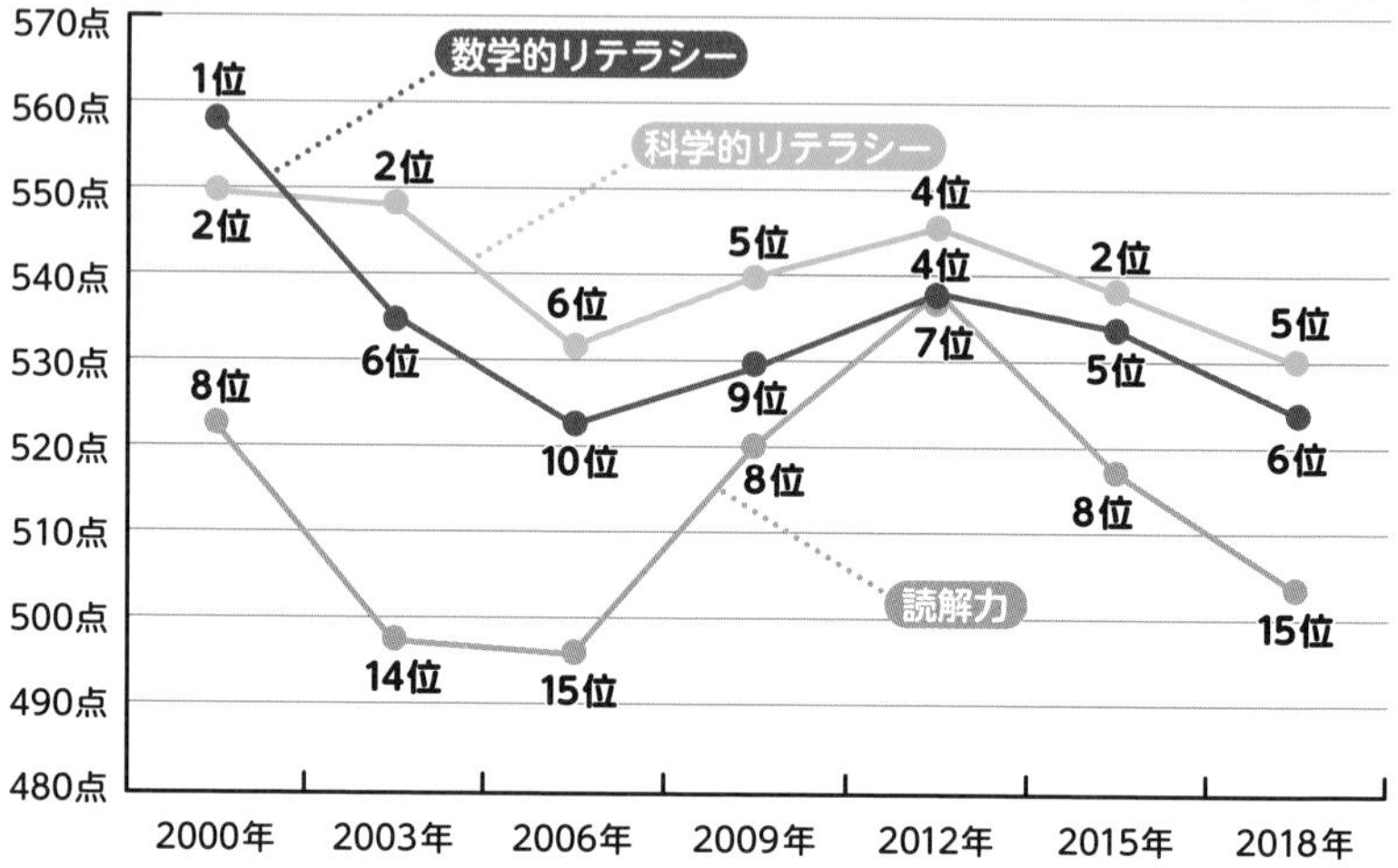

た。だんだん学力が低下しているのである。

子どもだけでなく、大人もアタマが悪くなっている。

１９９０年ごろまでは、日本企業の国際競争力は世界一で、それが各分野で国際摩擦を引き起こしていた。

ところが今は、外国と開発競争すると負けるのがふつうになっている。開発に負けることは、アタマが悪くなっているということだ。企業の競争力や開発力の低下は、資源が少ない日本の致命傷になりつつある。

日本人のアタマが悪くなっている原因を取り除いて、昔のような頭脳と元気を取り戻し、日本繁栄の基礎づくりをする必要がある。

❷激増の原因は何か

●増加原因を追究しない

発達障害児が激増しているのには原因がある。原因を見つけて取り除けば、発達障害児を激減させることができる。

文部科学省は、発達障害の原因について次のように書いている。

・学習障害の原因は、中枢神経系になんらかの機能障害があると推定されるが、環境的な要因が直接の原因となるものではない。

・注意欠如・多動性障害は、中枢神経系になんらかの要因による機能不全があると推定される。

・高機能自閉症は、中枢神経系になんらかの要因による機能不全があると推定される。

このように文科省は、機能障害や機能不全を起こす原因を、必死に調べていないのだ。

●スマホ・テレビ育児は大問題

片岡先生は、スマホ・テレビを見せて放置する育児が発達障害児を増やしていると主張し、本を何冊も出されている。われわれの団体でも片岡先生の『スマホ・テレビで言葉遅れ』という30ページのパンフレットを2018年に発行し、動画も公開している。

有害化学物質によって、遺伝子が傷ついて発達障害児が増加しているとする「遺伝原因説」もあるが、ショウジョウバエの実験では10万匹に1匹だった遺伝病が、死ぬ寸前に近い高線量の放射線をかけると数匹になるレベルなので、500倍の増加原因ではない。「農薬原因説」もある。動物の無作用量の最大値に100分の1をかけて、人間の規制値にしているので、子どもの10%を超える病気の原因は、残留農薬ではない。

❸ミネラル、ビタミン、微量栄養素不足が主原因

●ミネラル不足を取り上げる

私たちは、発達障害児の激増は、食品精製を過度に行なうようになって、日本人の多くがミネラル、ビタミン、微量栄養素不足になったのが主原因と考えている。

国は、国民の食事調査を行ない、食事の量に食品標準成分表の値を当てはめて、栄養素の摂取量を導き出し、多くのビタミンやミネラルが少し不足している、と考えている。

私たちは200以上の、よく売れている市販食品のミネラルを実測して、信じられないほど大きな不足になっていることを突きとめ、第1章で紹介した。

私がミネラル不足に取り組んでいるのは、母がつないでくれた縁からである。

母が亡くなって郷里に帰ると、岡山で一番おいしいと評価された隣家のケーキ屋「スーリィ・ラ・セーヌ」オーナー・パティシエの安原光代さんが弔問に来た。

「弓田さんを知ってますか」と言われたことから始まって、代官山の「イル・プルー・シュル・ラ・セーヌ」オーナー・パティシエの弓田亨さんが、当時、麹町にあった事務所にケーキを持ってきてくれた。それがあまりにもおいしかったので、スタッフ全員が味覚の天才である弓田さんのファンになり、「日本の食品はミネラルが少ない」というインタビュー記事を『食品と暮らしの安全』2001年7月号に載せた。

それからも年に一度は弓田さんのミネラル不足説を紹介していた。

●冷凍倉庫に積み上げられた冷凍食品

2008年1月に発覚した中国産毒ギョーザ事件で、私は報道初日にNHK「ニュースウオッチ9」に生出演して「食品テロ説が有力」と話した。その時点で、人為的な混入説を認めたのは私一人だったので、それからの1週間でテレビ・ラジオに32回も出演することになった。大阪で「ウェークアップ」（読売テレビ）に出演中、冷凍倉庫の中の、透明な氷の中に、きれいな肉やニンジンがあるのを見て、ミネラルがまったく残っていない、と直感した。

毒ギョーザ事件が一段落したら、弓田さんの天才的な味覚に頼るだけから、自分でミネラルが少なくなる食品加工について調べ始めた。そして、同年9月に講談社から出版した『生活防衛ハンドブック』の柱の一つに、ミネラル不足を取り上げ、不足する理由を書いた。

●ダシでミネラル補給

そのころ、弓田さんが、ミネラルクッキーの「いりこサプリメント」を開発し、国が指定した難病で、治らないとされている潰瘍性大腸炎を治してしまった。

そこで私は、ダシでミネラルをとれるようにしようと考えた。ダシなら、どんな食事にも使うことができ、簡単にミネラルをとることができるからだ。

市販のダシを30商品ほど買い集めて、そのダシを飲んでから皇居を走ってみたところ、少し早く走れるダシがあった。メーカーが来てくれたので何回か改善してもらうと、当時は1周を27～28分で走っていたのが、この天然ダシを飲むと24～25分で走れた。

そこで、この液体ダシを私たち用に製造してもらい、２００８年に「無添加白だし（三合わせ）」という名前で発売した。

おいしくて体にもいいと好評だったので、心身が不調な人に、このダシを使ってもらうモニター調査を実施すると、治らなかった病気や、困っていた症状がいとも簡単に良くなるケースが次々に出てきた。さらに学校の成績が上がった子どもも次々に現れてきた。

そこで国光さんに、この液体天然ダシを使うことで、発達障害児の改善にアプローチできないかと依頼すると、これも想像もできないほど良くなる事例が次々に出てきた。

なかでも、こーちゃんは絵を描くので、一目で良くなり方がわかった。

これらの感動的な体験を整理してまとめ、食品からミネラルがどのように抜かれているかを書いて、『食べなきゃ、危険！』を出版したのが2010年2月である。

●計算値より少なかった実測値

そのころ、厚生労働省が行なった「食品添加物の一日摂取量調査」の総まとめ論文を、伊藤誉志男先生が発表された。ミネラルの調査は1998年と2005年に行なわれていて、国が公表している国民摂取量の計算値と比べて、実測値では、亜鉛と銅の摂取量が大幅に少なく、亜鉛は推定平均必要量より少ないことが判明していた。

食品添加物の摂取量調査は、食品化学分析の天才と言われた伊藤先生が、天然に存在して自然に摂取しているミネラルと、食品に意図的に添加したミネラルを区別して分析していたから、栄養学者による計算値とは比較にならないほど精度が高かった。この情報を『食品と暮しの安全』２０１０年3月号に特集して載せた。

同じ号に「未精製食品を食べる運動が大事」と、東京都立大学名誉教授の吉田勉先生のインタビュー記事が載っていた。

「食品精製がいろんな問題を起こすから、先回りして研究する」と吉田先生が30年前に話されたことを紹介すると、吉田先生が「ミネラルが少ないことをよく見つけました」と褒めてくださり、そのあと「実際に食べている食事を分析すれば、より正確な結果が得られます」とアドバイスしてくれていた。

●「半数の人が病気になる」基準

この号に私が書いたミネラル実測値の記事を吉田先生が読んで、電話をくださった。

「推定平均必要量は、半分の人が病気になる基準ですよ」

ここまで摂取量が少ないと、半数の人が、糖尿病、慢性腎臓病、高血圧、脂質異常などの生活習慣病になっていたという基準があることを知って、私の意識は大きく変わった。

まず、コンビニ弁当を買って、カルシウム・マグネシウム・鉄・亜鉛・銅の含有量を調べる検査に出した。検査結果があまりに少なかったので、再検査したがほぼ同じだった。

伊藤先生の検査から10年ほどの間に、市販食品は、マグネシウムと鉄が激減していたのだ。

それからは、よく売れている弁当を次々に検査した。カル・マグ・鉄・亜鉛の４つがすべて推奨量を超えない弁当が続き、驚きの連続だった。

さらに、冷凍食品、牛丼、ギョウザ、パスタ、カレー、寿司、サンドイッチなどを検査し、２０１０年８月号に、「ミネラル不足の食事」というポスターを作った。

よく売れている食品の平均値は、推定平均必要量より大幅に低かった。だから、習慣的に食べていると健康障害が生じるリスクは50％以上ある。しかし、何パーセントかはわからない。

そこで、推定平均必要量以下のミネラルが１つだとリスクが50％、２つだと75％、３つで88％、４つで94％。５つだと97％と、最低の確率で健康障害が生じるとして、「ミネラル不足の食事」と題するポスターを作製すると、かなりの反響があった。

●粉末のダシを開発した理由

この後、病人を奇跡のように良くしてきた液体天然ダシのミネラルを検査した。すると、数値を公表できないほどミネラルが少なかった。

実際に、心身の健康回復に大きな成果をあげているから、液体に溶けたミネラルの吸収率が高く、不足を補えることは確かだが、9割ぐらいが水分だからミネラルが推奨量を超えない。

だから、市民団体が「病気が治った」と言うと、薬事法や医師法違反になりかねない。

ここで国と吸収率の論争をしたら、被害者の救済が10年遅れる。

それを知った国光さんが、液体天然ダシの3原料をそのまま粉末にして食べればいいと提案。これなら「明らかに食品」と認識されるので、薬事法違反にも医師法違反にもならない。

その粉末を作って、調理に入れたり、市販食品にかけたりしてみると、おいしくて、頭も体もスッキリし、シャキッとする。

この天然ダシ粉末を切り札に『食事でかかる新型栄養失調』を2010年12月に出版した。

翌年3月に福島第一原発事故が起きて、ミネラル不足への取り組みは一時中断。

2012年に、煮干し、飛魚、昆布を粉末にしただけの天然ダシ粉末と、ゴマ、煮干し、飛魚、昆布を粉末にしただけのゴマ天然ダシ粉末を発売した。

これ以降は、液体天然ダシを導入に用いて味覚を慣らし、慣れると天然ダシの粉末をメインにして、ミネラル不足で病気や不調になっている人たちを国光さんが治してきた。

市販食品を食べていて、食事摂取基準で病気になるとされたミネラル不足の人に、ミネラル量を実測した天然ダシの粉末やゴマ天然ダシ粉末を食べてもらって、病気にならない摂取量にしたら「病気が治った」わけで、これだと、病人を治しても医師法違反にならない。

❹国・学会・業界へ働きかける

●国に質問主意書

私たちは、その後も市販食品のミネラル実測を続けて月刊誌『食品と暮らしの安全』で報告し、それをまとめて、１００を超える市販食品の実測データを掲載した『心身を害するミネラル不足食品』を２０１７年2月に発行した。

さらに「通常の食事をしていれば、ミネラル不足はあまりありません」としている厚生労働省と、食品安全委員会、国立健康・栄養研究所に公開質問状を送った。

「実測値では、ミネラル摂取量が推定平均必要量を大きく下回っている」ので、多くの人がミネラル不足で病気になっている。だから「国民の健康リスクを取り除く対策をとるべき」という質問だが、回答が来ない。

そこで２０１８年に、中島克仁衆議院議員に、質問主意書を出していただいた。衆議院議長から総理大臣に質問書が送られ、７日以内に総理大臣名で答弁書が出るが、官僚答弁の門前払いの内容だった。

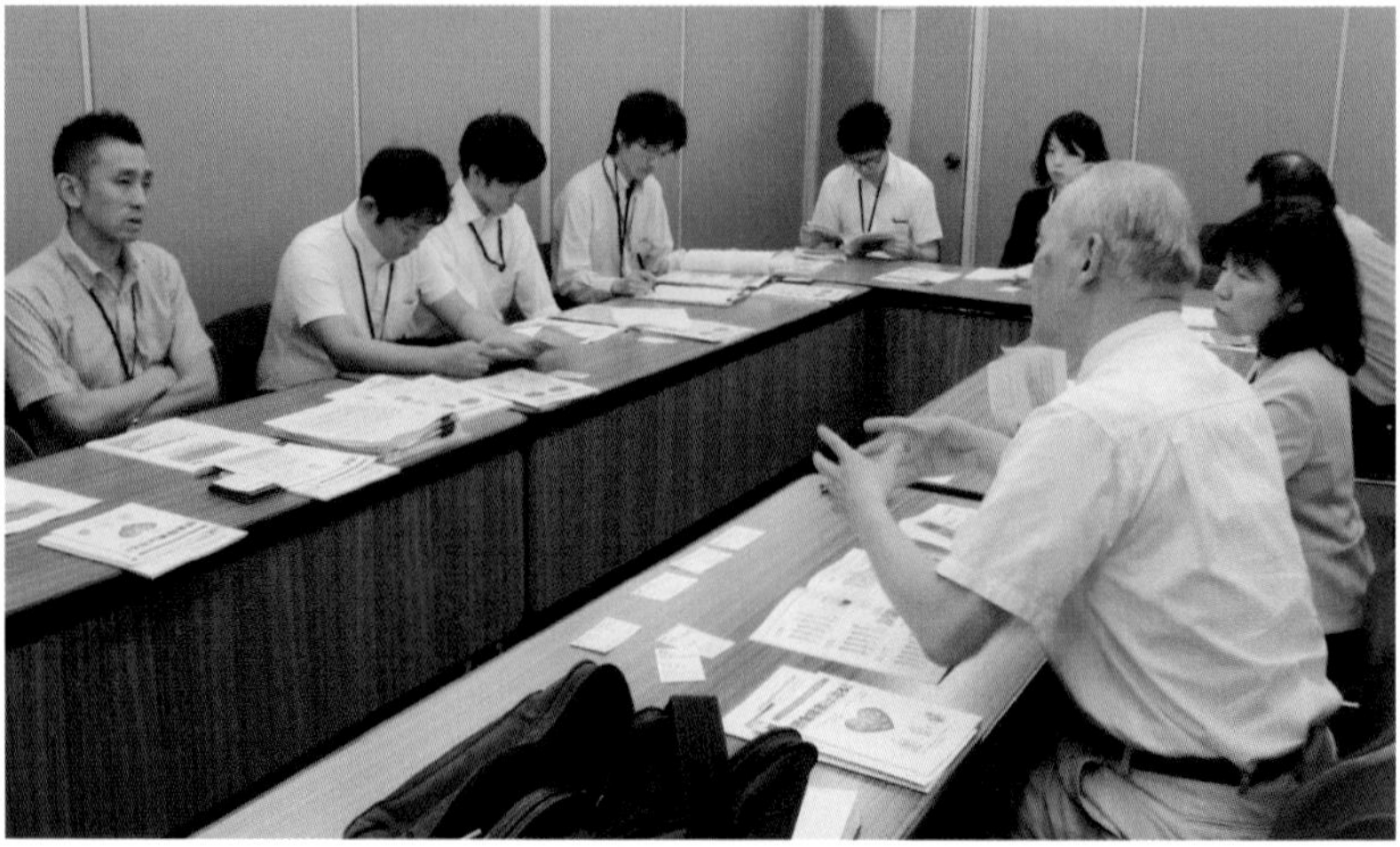

2018年7月26日、厚生労働省担当官僚との会談

それで、何度も質問主意書を出した。少しは前向きの回答が出てくると思ったが、まったく成果をあげられなかった。

●官僚と直接討論

2017年に、私の事務所がある地元の政治家が厚生労働副大臣になったので、近くの選挙事務所に資料を持って行き、秘書に子どもが危険な状況になっていることを話した。それから何度も事務所に行って陳情したが、年が変わってもまったく動いてはくれない。

この話を、私の母校・岡山朝日高校の同窓会でしていたら、大臣秘書をしたことのある先輩が、「大臣室に直接、電話して、秘書に話せばいいんだ」と教えてくれた。

私はさらに過激に、その政治家のイラストを描いてもらい「病気の子どもを見捨てた政治家」というポスターの原案を作成してから、厚生労働副大臣室に電話を入れた。実情を説明すると、怖いポスターの話をする前に、「関係部署の官僚を集めるので、そこで話していただきたい」と言われ、驚くような急展開を見せた。

2018年7月26日、厚生労働省の4局7人の担当官僚が一室に集まってくれた。

私は、説明資料のコピーと実測データ集の『心身を害するミネラル不足食品』を渡して、子どもが発達障害や味覚障害になっている原因はミネラル不足だと説明した。

ところが、7人中6人はまったく聞く耳を持っておらず、門前払いの官僚答弁だった。

●「違反食品」と「そちらで勝手に言うのは結構」

私は怒って「食事摂取基準に違反した食事にする『違反食品』が発達障害児や生活習慣病をつくり出しているんです。違反食品を規制して、病気になった人を救ってほしい」と強く要望した。すると「違反食品とは何か」の議論になった。

追い詰められた栄養指導室の室長補佐が「食事摂取基準には罰則がないので、こちらは『違反』とは言わないが、そちらで勝手に言うのは結構」と述べた。

ふつうは、民間人が「違反」と言うと行政から指導が入るが、このケースは指導が入らないことになった。それで本書のタイトルに「違反食品」が入ることに決まった。

厚労省での議論から2週間後、文部科学省の食品標準成分表の担当室長に会って、「食品標準成分表が不正確だから、市販食品のミネラル不足がわからず、発達障害児、摂食障害を救えない」とした14枚の説明資料のコピーと、実測データ集を渡して、食品成分表を充実してほしいと訴えた。

こちらも官僚答弁ばかりで、子どもを救うために仕事を変えようという話にはならない。霞が関の高級官僚には、国民が病気になっていることより、自分たちが楽に仕事を続けることを優先する人がほとんどだったのである。

●冷え性が液体天然ダシですぐ温まる

国は動かないが、国民の半数以上がミネラル不足で病気や不調になっていることを2冊の本で知った市民団体が、全国で講演会を開いてくれた。

大阪で、司会の女性が「冷え性です」と言うので、液体天然ダシを薄めて飲んでもらった。しばらくして「温かくなってきました」と言った後、「4分ですね」。元女子アナは時間を測っていたのだ。今のところ、この4分が体が温かくなるまでの最短時間である。

私は2つの女子大学の栄養学部で3度、ミネラル不足について講義したことがある。いつも、「冷え性の人?」と質問して挙手してもらう。ほとんどの学生が手をあげるので、挙手し

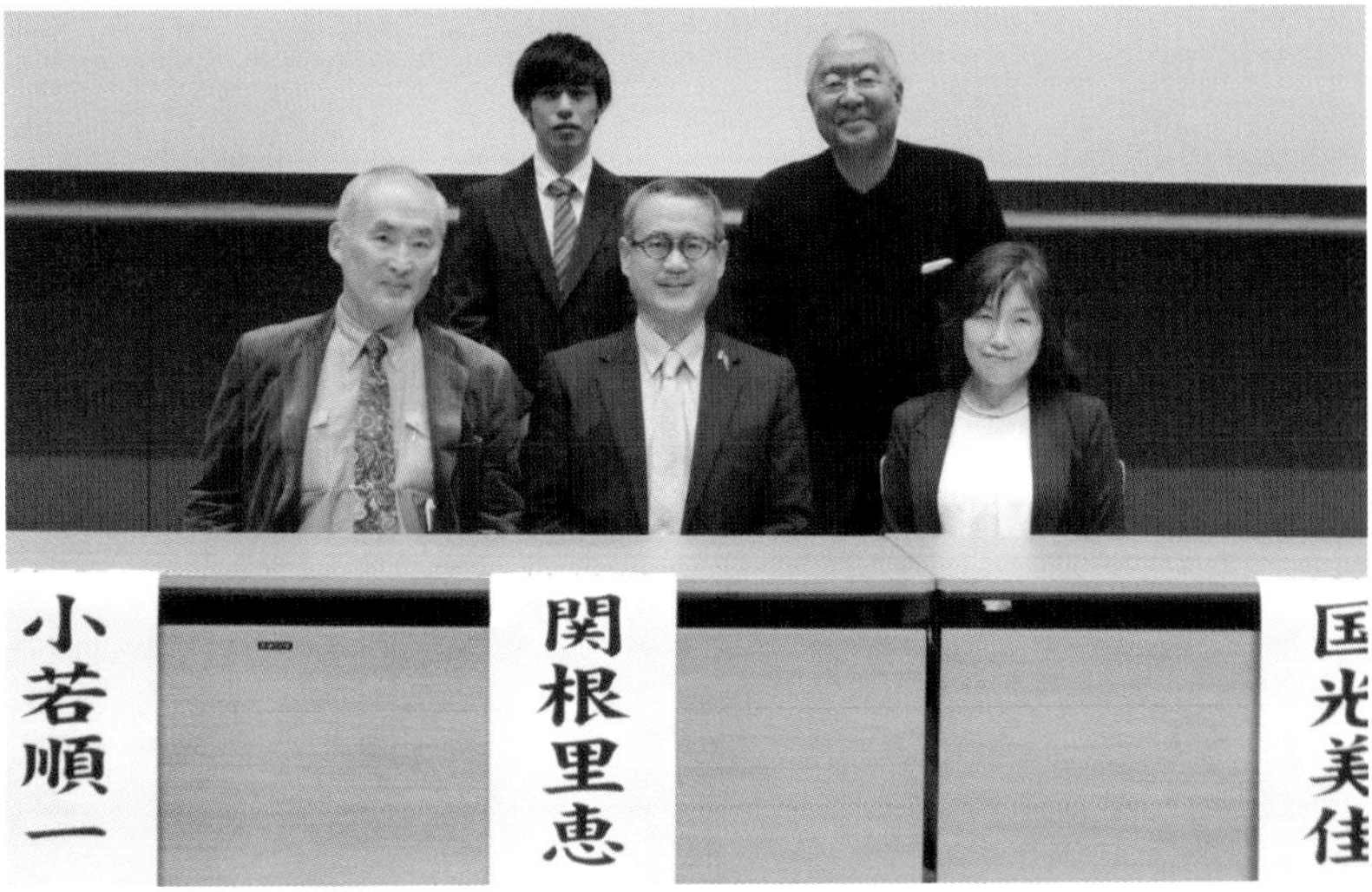

日本摂食障害学会で特別講演を行なう。前列中央は、烏帽子田彰広島大学教授（当時）、後列右は、服部幸應服部学園理事長。

た学生の中から10人を指名して前に出てきてもらい、液体天然ダシをカップに大さじ１杯入れ、水で薄めて飲んでもらい、席に戻した。それから20分ほど講義して、「体が温かくなった人？」と、挙手してもらうと、３度とも全員が手をあげた。冷え性の原因は、30人のすべてがミネラル不足だから、食事のミネラルを多くすれば、冷え性とは無縁でいられることになる。

大きな問題は、栄養学を学んでいるのに、ほとんどの学生がミネラル不足になっていることも、自分に出ている症状の原因がミネラル不足であることにも気づいていなかったことだ。栄養学者は、ミネラルの重要性と、ミネラルが食品から抜かれていることの重大さを認識して、栄養学を構築し直す必要がある。

●3学会で特別講演

学会のトップクラスの研究者には、私を評価してくれている人が少しおられる。それで私は、日本微量元素学会、日本栄養アセスメント研究会、日本摂食障害学会で特別講演をしたことがある。市民団体の人間が学会で講演するのは珍しい。

日本摂食障害学会の1カ月前、知人の娘さんが摂食障害だとわかり、その日から豆菓子でミネラル補給してもらい、口に手を入れて吐き出さなくなったことを確認してから『摂食障害は治る！』という30ページのパンフレットを作り、学会で配った。

国光さんと私が講演した夜、大学病院の専門医で、トップクラスの研究者を二人で囲み、研究してほしいと説得を重ねた。最後に「摂食障害を治すのに用いた『ダシ』を無償提供するから、病院で摂食障害の人を治してみてほしい」と依頼すると、「論文を書けないからダメ」と断られた。無料でも試してみようともしないのだ。この人に限らず、研究者の多くは専門分野から外に出ようとしない。

学会もダメなので、今度は食品業界に訴えようと、35の食品業界団体に『心身を害するミネラル不足食品』の資料集を同封して公開質問状を出した。

しかし、回答が届いたのは、知り合いがいる2つの業界団体だけで、それも意味のない内容だった。

第3章

ミネラルが少ない理由

小若順一

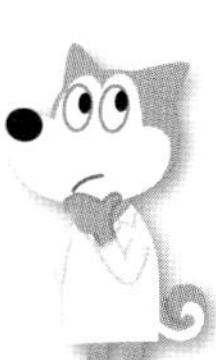

❶ミネラルを含まない「うま味調味料」

●安くなった「うま味調味料」

ミネラルを含まない「うま味調味料」がダシとして食品に広く使われるようになっている。これが、市販食品のミネラルを減らした最大原因である。

精製塩は1kgが100円、白砂糖は200円くらいからスーパーで売られている。「味の素」業務用をネット検索すると、1kgが1000円（送料込）から、中国産グルタミン酸ナトリウムをまとめ買いすれば、1kgを400円で買うことができる。

うま味をつけるのに必要なうま味調味料の量は、塩味を食塩でつける量の10分の1ほど。甘味をつけるのに必要な砂糖の量は、塩より多いから、味付けコストは、甘味や塩味をつけるより、うま味調味料のほうが安くなっているのだ。

うま味調味料を多く入れれば、製造コストを抑えた上、消費者から「うまい」と評価され、食品が多く売れる。だから、うま味調味料を多く入れた市販食品が増えているのである。

●「ほんだし」では、ミネラルをほとんどとれない

家庭でもっとも多く使われているダシは、味の素の「ほんだし」である。原材料で1番多いのが「調味料（アミノ酸等）」で、主成分はグルタミン酸ナトリウム。2番目は食塩、3番目が砂糖類で、ここまではミネラルがゼロ。4番目はかつお節で、ミネラルを除いた天然ダシである。「ほんだし」では、ミネラルをほとんどとれない。

家庭で使う顆粒ダシは、同じような成分構成だから、ミネラルはほんの少ししかとれない。

●つゆ、たれ、ドレッシングもミネラルが少ない

つゆ、たれ、ドレッシングは、天然ダシを少し入れて、それを売りにしているが、うま味調味料と「酵母エキス」「たん白加水分解物」を使っている商品が多い。

「酵母エキス」はうま味を出す酵母を培養して取り出したエキスの粉末である。

「タンパク加水分解物」は、動植物のタンパクを塩酸や酵素で分解したもので、うま味調味料に加えると、とてもおいしくなる。しかし、両方ともミネラルは非常に少ない。

昔のつゆ、たれ、ドレッシングには、ミネラルの多い商品もあった。今は、うま味調味料がうま味の主体だから、ミネラルが少ないものがほとんどになっている。これもミネラル不足の原因の一つである。

●ミネラルが少ない「ダシパック」

「ダシ文化」の伝統が崩壊したのに抵抗感がある人は、「化学調味料無添加」の「ダシパック」を使う人が多い。

そんな「ダシパック」には、食品扱いの「酵母エキス」が入っている。添加物のアミノ酸は入っていないが、うま味の主成分は、原材料でもっとも多い「カツオ節」のうま味と、酵母が出したアミノ酸である。そこに、イワシ、昆布の他に、食塩、砂糖、醤油などの粉末を入れている。だから、1袋8gほどに含まれるミネラルはかなり少ない。

「ダシパック」を破って、その粉末を食事にかけることが推奨されている。これでミネラルの摂取量がかなり増える。それでも、冷凍チャーハンや冷凍ピラフには、5袋をかけても、カルシウムが推奨量に届くかもしれない程度である。

「ダシパック」を選ぶなら、さまざまな種類の原材料が入ったものより、煮干しと海藻が主原料で、カツオ節は3番目以降、塩や砂糖が入っていない商品がいい。それなら、2袋を食品にふりかけると、カルシウムが推奨量を超える。しかし、そんな商品は少ない。

❷ミネラルを抜く

●まずい味を除く――除鉄

市販食品のミネラルが少ない大きな原因のもう一つは、食品の味や色を良くしようとして、食品業者がミネラルを抜いているからだ。

カネ臭がして食品の色を黒っぽくし、水を赤くする鉄、水の色を白くする亜鉛、洗濯物が青く染まる銅、異臭や渋みがあり、水を黒くするマンガンなどは、水道水に多く含まれすぎないように基準が設定されている。

これらは人体に必要なミネラルなので、適当な量を摂取する必要があるが、日本では食品業界から嫌われて、徹底的に抜かれているのだ。

「除鉄　食品　フィルター」でネット検索すると１８３０万件ヒットした。飲料水や食品の工場で、除鉄装置や除鉄フィルターがいかに多く使われているかがわかる。

まずい味を除く――マグネシウム

塩を製造したときに残るのがニガリで、ニガリの主成分がマグネシウムである。マグネシウムは苦いので、やはり食品から除かれるようになっている。

ニガリには、カルシウムやカリウムも少し含まれている。ニガリを適度に含む塩は、料理の味をまろやかにするので、江戸時代から「甘塩」と呼ばれ、値段が高かった。

このように日本人は、ニガリを含む食塩でマグネシウムを摂取してきたのに、日本専売公社は、１９６０年代から塩の製造コストだけを考えて、イオン交換膜法への切り替えを進めた。１９７１年には、塩業を近代化する法律が制定されて、日本の塩は精製塩だけになった。

それに反発した女性たちが消費者運動を起こし、70年代の半ばに天然塩を復活させた。コスト高にはなるが、食品の味と栄養バランスが良くなる天然塩が増えていたときに、コンビニが登場して天然塩を使わなくし、ブームは終わった。

１人でも嫌がる人がいる味を排除

日本で最初に創業したコンビニチェーンが自社の弁当をおいしくするため、１９８８年11月から毎日、役員が昼に弁当を食べ続けたことはテレビで何度も報道された。

10人のうち１人でも嫌がる人がいる味の、苦み、渋み、鉄っぽさを、試食した役員が批判したので、マグネシウム、鉄、マンガンなどが排除された。

他のコンビニも追随し、それに食品業界全体が追随して、ミネラルを減らした食材を用いるようになっていき、その裏で、ビタミンや微量栄養素の不足も進行していった。

現在は、食の味覚・香り・食感を、機器を用いて調べ、消費者がよく買いそうな食品をコンビニが開発するようになっている。この機器もミネラル、ビタミン、微量栄養素は考慮されていないから、やはりコンビニには微量栄養素の少ない食品が並んでいる。

●色をきれいにする「ブランチング」

総菜売り場、弁当売り場には、色鮮やかな食品が並んでいる。きれいな色に魅せられて買う人が出てくるように仕組んでいるのだ。

食材を、熱湯や高温の蒸気で短時間、加熱して、直後に冷水で冷やすと、表面の細胞が壊れて、鉄やマンガンなどが水に流れ出て、色が鮮やかに見えるようになる。

この処理を「ブランチング」という。

肉をブランチングすると、肉の中から血液が溶け出すので、鉄が減って、肉の色から黒さが消える。だから、肉を入れたサラダが美しく見えるのだ。

以前のブランチングは、食品中にある酵素を熱で不活性化しながら、表面についている菌を

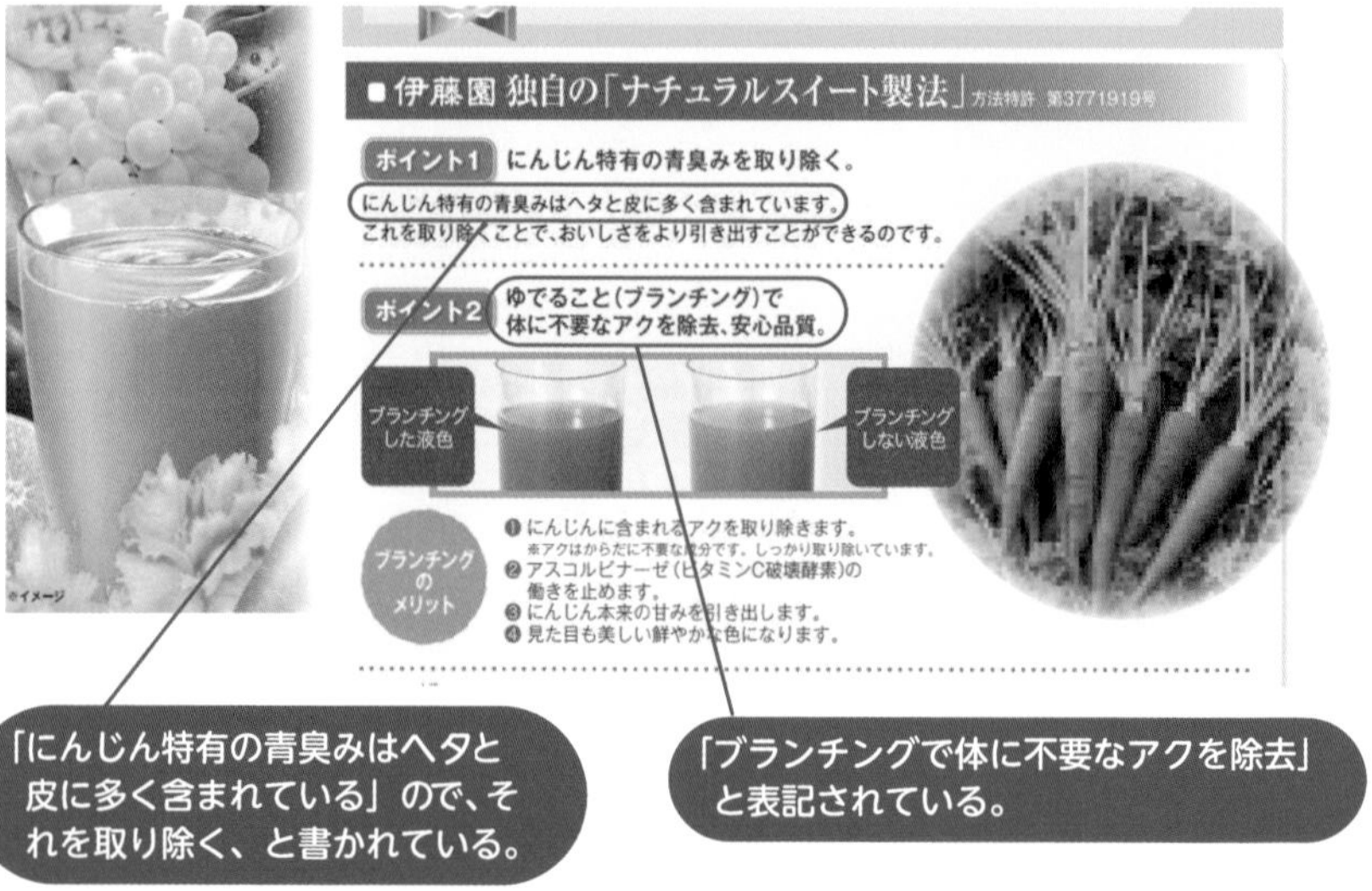
■伊藤園 独自の「ナチュラルスイート製法」方法特許 第3771919号
ポイント1 にんじん特有の青臭みを取り除く。
にんじん特有の青臭みはヘタと皮に多く含まれています。
これを取り除くことで、おいしさをより引き出すことができるのです。
ポイント2 ゆでること（ブランチング）で体に不要なアクを除去、安心品質。
ブランチングした液色
ブランチングしない液色
ブランチングのメリット
❶にんじんに含まれるアクを取り除きます。
※アクはからだに不要な成分です。しっかり取り除いています。
❷アスコルビナーゼ（ビタミンC破壊酵素）の働きを止めます。
❸にんじん本来の甘みを引き出します。
❹見た目も美しい鮮やかな色になります。
※イメージ
「にんじん特有の青臭みはヘタと皮に多く含まれている」ので、それを取り除く、と書かれている。
「ブランチングで体に不要なアクを除去」と表記されている。

殺して、衛生的に好ましい状態を長く保つのを主目的にしていた。

今は食品の色を鮮やかにして売上げを増やすことが主目的になっている。

●アクは体に不要な成分？

大手飲料メーカーは、ニンジンジュースの説明に「アクは体に不要な成分です。しっかり取り除いています」とホームページに書いていた。

そのメーカーの方が見えたとき、「アクに含まれる鉄やマンガンは人体の必須ミネラルなので、適度に残さないと健康を守れない」と話すと、次のように広告を変えた。

「ブランチングで、体に不要なアクを除去」

このように、食品メーカーの人にミネラルの重要性をわかってもらえないのが現実である。

ライバルの老舗大手メーカーは、「葉野菜加工の鍵を握るのがブランチング」で「葉野菜特有のおいしさは、ブランチングのさじ加減で決まります」としている。このようにちょうどいいところで取り除くのをやめることが重要だ、と私は思った。

ところがスーパーでニンジンジュースを比べると、老舗メーカーのほうが黄色い色だった。ニンジンの品種が違うので、どちらのミネラルが多いかはわからない。

ただ、老舗メーカーは野菜ジュースの新聞広告に「華やかな色合いも愉しい」と書いている。もしかしたら極限まで取り除くようにさじ加減している可能性がある。

●色が黒いほうを選ぼう

野菜ジュースを買うときは、何種類かを比較して、色が黒っぽいものを選ぶのがいい。黒っぽいのは、鉄やマンガンが多く含まれているからだ。

色鮮やかな加工食品を避けることを、多くの消費者が選択肢にすれば、メーカーはミネラルをあまり取り除かないで製造するようになり、日本人の健康度が高まる。

トマトケチャップも、鮮やかな赤色を避け、黒ずんだ赤や茶色を選ぶほうがいい。

ナポリタンやミートソースのレトルトも同じだ。レトルトパックから皿に出して並べると、色に差があった。味見すると、黒ずんだ赤色のものは、味に深みと幅とコクがあるのに、鮮や

ナポリタンの中身の色

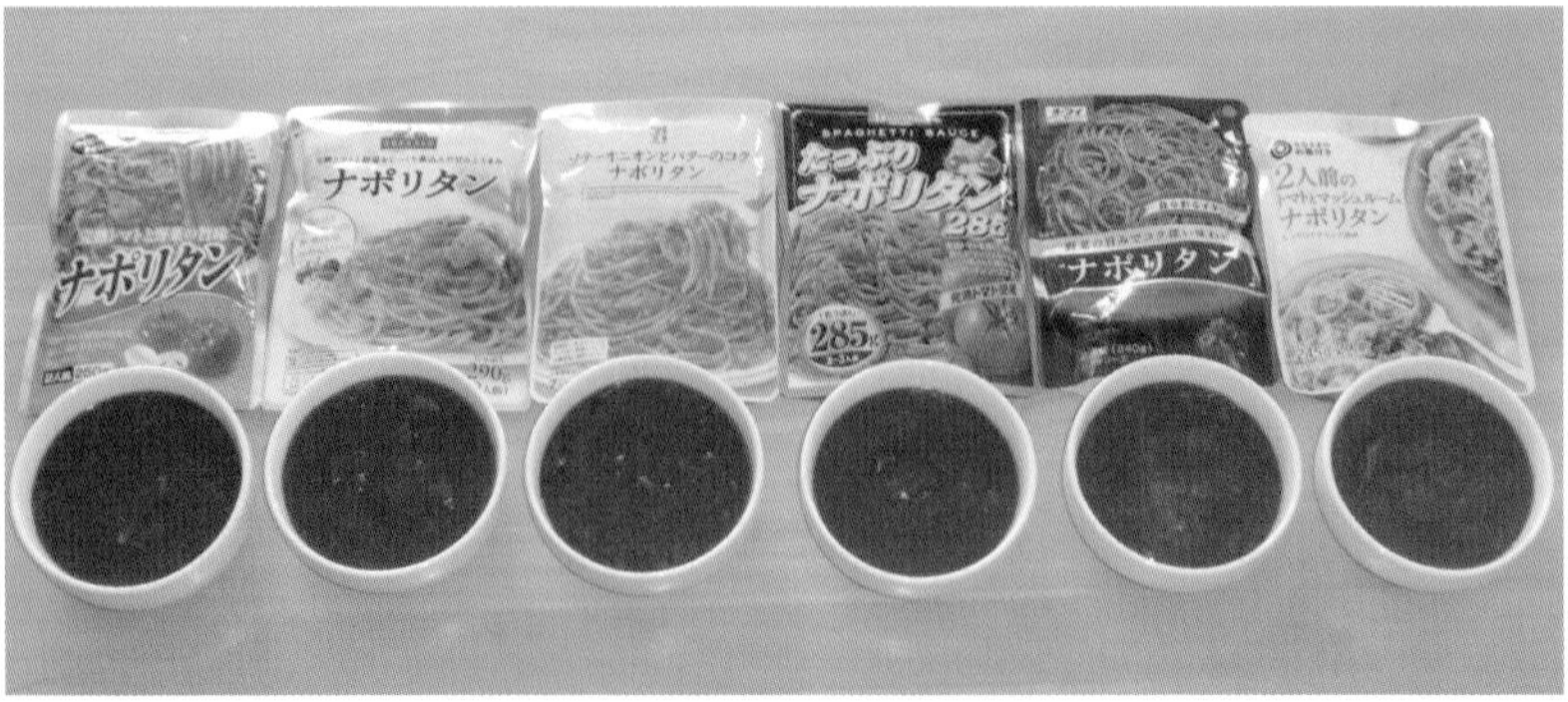

ミートソースの中身の色

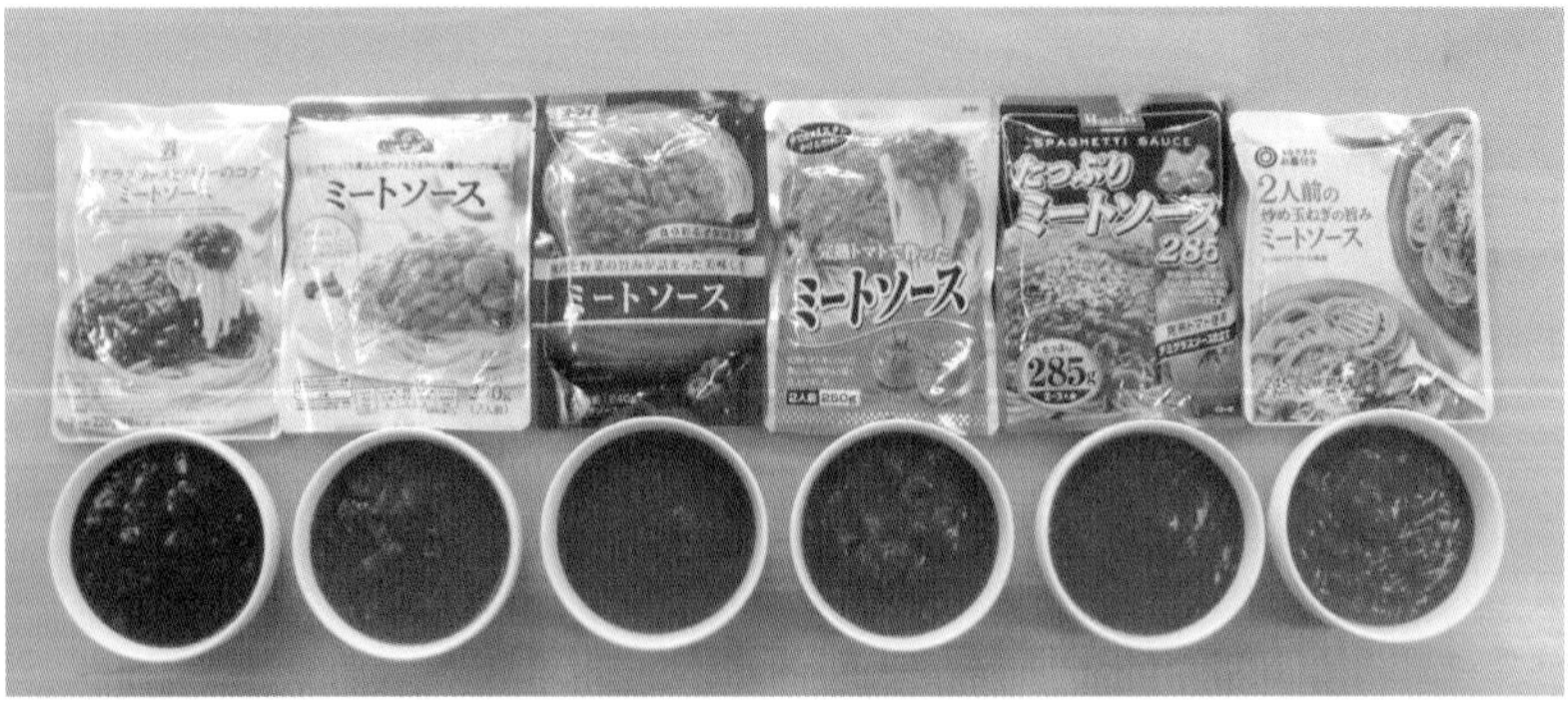

ナポリタン、ミートソースをそれぞれ皿に出して並べてみると、色に差がある。口に入れると、茶色や黒ずんだもののほうが、味に深みとコクがあるのがわかる。

かな赤色やオレンジのものはさっぱりした味だった。ミネラルを取り除いていないから、茶色や黒ずんだ色になっていると考えられる。

右ページの写真を参考にして、色が黒っぽい商品を数種類買い、家庭にあるナポリタンやミートソースも同時に開けて並べ、色と味を比較してほしい。

こうして食品の色と味を確かめてから選ぶと、健康にいいだけでなく、精製度の低い食品は安いことが多いので、家計も助かると思われる。

●鉄製調理器具を使わなくなった

数十年前まで、調理器具は鉄製が多かった。加熱した料理のすべてで、鉄製の調理器具から溶出した鉄を摂取できるので、当時は、鉄不足になることは考えられなかった。

鉄が多く含まれると、食品が茶色くなるだけでなく、鉄の味や鉄臭がついて嫌われる。それで日本の食品メーカーは、いち早くステンレス製やホーロー製、フッ素樹脂加工などに切り替えたので、調理器具から溶出した鉄をとれなくなった。それが、鉄不足の原因の一つだ。

●国産ヒジキは鉄が少ない

鉄釜で製造した「ヒジキ（乾）」には１００g中58・０㎎の鉄（食品標準成分表）が入って

いる。ステンレス釜だと6・2㎎（同）だから、9分の1に減る。

ところが、鉄釜で製造する国産ヒジキは減り続けていて、今や超貴重品になっている。われわれが検査したヒジキの加工品は、安い大量流通品なので、原材料は輸入物だ。中国や韓国のヒジキは鉄釜で煮たものが多いので、鉄を摂取できる切り札の食品になっている。日本のヒジキ製造業者は、またコストをかけて、鉄釜に切りかえざるを得なくなるだろう。

●油の精製で取り除かれる——天ぷら油、サラダ油

サラダ油や天ぷら油のほとんどは純粋な精製油である。油以外の成分は、「不純物」と称してなんでも取り除いている。ミネラルは当然のように不純物とされ、取り除かれて、まったく含まれていない。

人間は細胞で構成されているから、細胞膜の成分を摂取する必要がある。細胞膜の4割ほどを占めるのが「リン脂質」。「脂質」だから、油の成分の一つだが、えぐみの素になるとしてサラダ油から完璧に取り除かれている。

●消化酵素を作るのに必要なミネラル

天ぷらやフライの食材には、デンプンが含まれている。このデンプンを消化する分解酵素の

「アミラーゼ」を効率よく作るにはカルシウムが必要だ。

デンプンが分解してできるブドウ糖を分解する酵素「ヘキソキナーゼ」を効率よく作るにはマグネシウム、また脂質の分解酵素「リパーゼ」には鉄、そしてタンパク質分解酵素の「ペプチターゼ」には亜鉛が必要だ。

純粋油で天ぷらやフライを揚げると、具に含まれているミネラルが油に多く溶け出す。ミネラルが減った天ぷら・フライを食べるときに、カル・マグ・鉄・亜鉛が少ない汁を飲むと、十分な量の消化酵素を作り出せない。

だから、胃もたれ、むかつき、胸やけを起こすことになる。

非精製の油や、黒いゴマ油で揚げた天ぷらは、いっぱい食べても胃もたれしない。それどころか、ふつうより早く空腹になる人もいる。

●非精製か低精製の油を

人類の歴史を考えると、動植物を食べたとき、油に含まれるミネラルを用いて油の消化酵素を効率よく作ることができたヒトは、生存が有利で、生き残る確率が高かったと考えられる。

だから油に含まれるミネラルは消化に必要な成分で、とても貴重だから、不純物として取り除いてはいけない。

健康にいいとされる「地中海料理」は、非精製のエキストラバージン・オリーブ油を用いた高脂肪食である。私はイタリアで有機農業の取材中、ワイングラスに有機オリーブ油を入れて何度も飲まされたが、胃は一度もヘンにならなかった。

油を買うときは、ヘキサン抽出した精製油を避け、「圧搾法」「一番搾り」などの非精製か低精製の油か、エキストラバージン・オリーブ油を選ぼう。

❸ミネラルが抜ける

●千切りキャベツ――カル・マグ・亜鉛が3～4割減

パック入り千切りキャベツの使用が、外食産業だけでなく、家庭でも増えている。

千切りキャベツは、殺菌力の強い次亜塩素酸ナトリウム（次亜）を入れた水に10分浸け、5分攪拌し、1分脱水してから、袋詰めするように保健所が業者を指導している。

私たちは、洗濯機に水を入れて、そこに千切りしたキャベツと、「次亜」を入れ、同じ条件で処理して、生キャベツと、次亜で処理した千切りキャベツを検査に出した。

結果は、次ページの図のとおり、カリウムは4割減、カルシウムとマグネシウムは約3割減

千切りキャベツに残るミネラル量 (100g中mg)

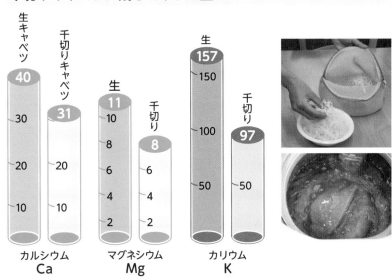

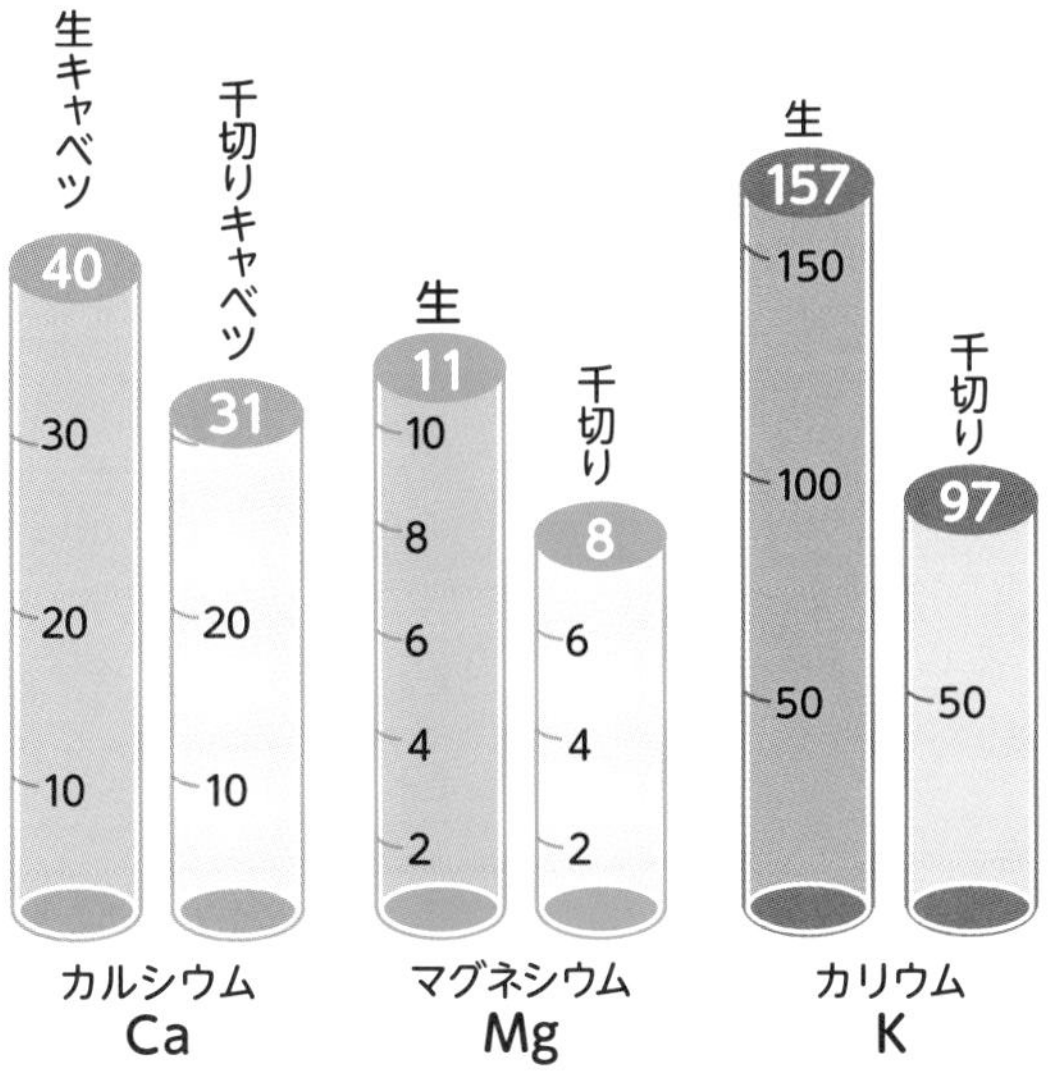

だった。

●ビタミンCは7割減

「佐世保の大地といのちの会」吉田俊道代表が、千切りしたキャベツを水道水に30分浸けて分析に出すと、カルシウムと亜鉛が3割減、ビタミンCは7割減だった。「次亜」は強力な化学作用があるので、キャベツに浸透して中のビタミンCを破壊したのだ。

「次亜」は、殺菌後は塩になるので、キャベツに危険性は残っていない。パック入り千切りキャベツは無菌に近いし、成分が抜けているので変色もしない。冷蔵していれば1週間は食べられる。

　だが、ビタミンとミネラルが減り、栄養不足による健康リスクが潜んでいるのだ。

ただし、パック野菜をすべて避ける必要はない。千切りしていないキャベツ、レタスや、ベビーリーフなど、葉がそのまま入ったものを選べば、ミネラルは1割減以内だから栄養的には問題がない。

●肉から出るドリップ——肉と同じくらいミネラルを含む

輸入肉の冷凍割合は、牛肉は3割ほど、豚肉と鶏肉は10割に近い。

肉を冷凍するとき、水が膨張して細胞膜が破れるので、解凍すると、傷ついた細胞膜から中の成分が流れ出る。この赤い液体をドリップという。

ドリップがほとんど出ない急速冷凍技術もあるが、輸入肉には普及していない。

肉から出たドリップは、肉の重量の1~2割で、ミネラルを検査すると、鉄とカリウムが肉より多く含まれ、全ミネラル量は、同じ重さの肉に含まれる量とだいたい同じだった。

この貴重なドリップを、ほとんどの人は捨てている。それどころか、肉や魚の切り身を洗ってから加熱調理する人もいる。こうすると、鉄の摂取量が2~4割少なくなる。

肉や魚を買ったら、ドリップを捨てずに加熱調理するのがいい。そうすればミネラルの摂取量は減らない。

肉とドリップ（各100g）に含まれるミネラル量の比較

●豚肉 外もも

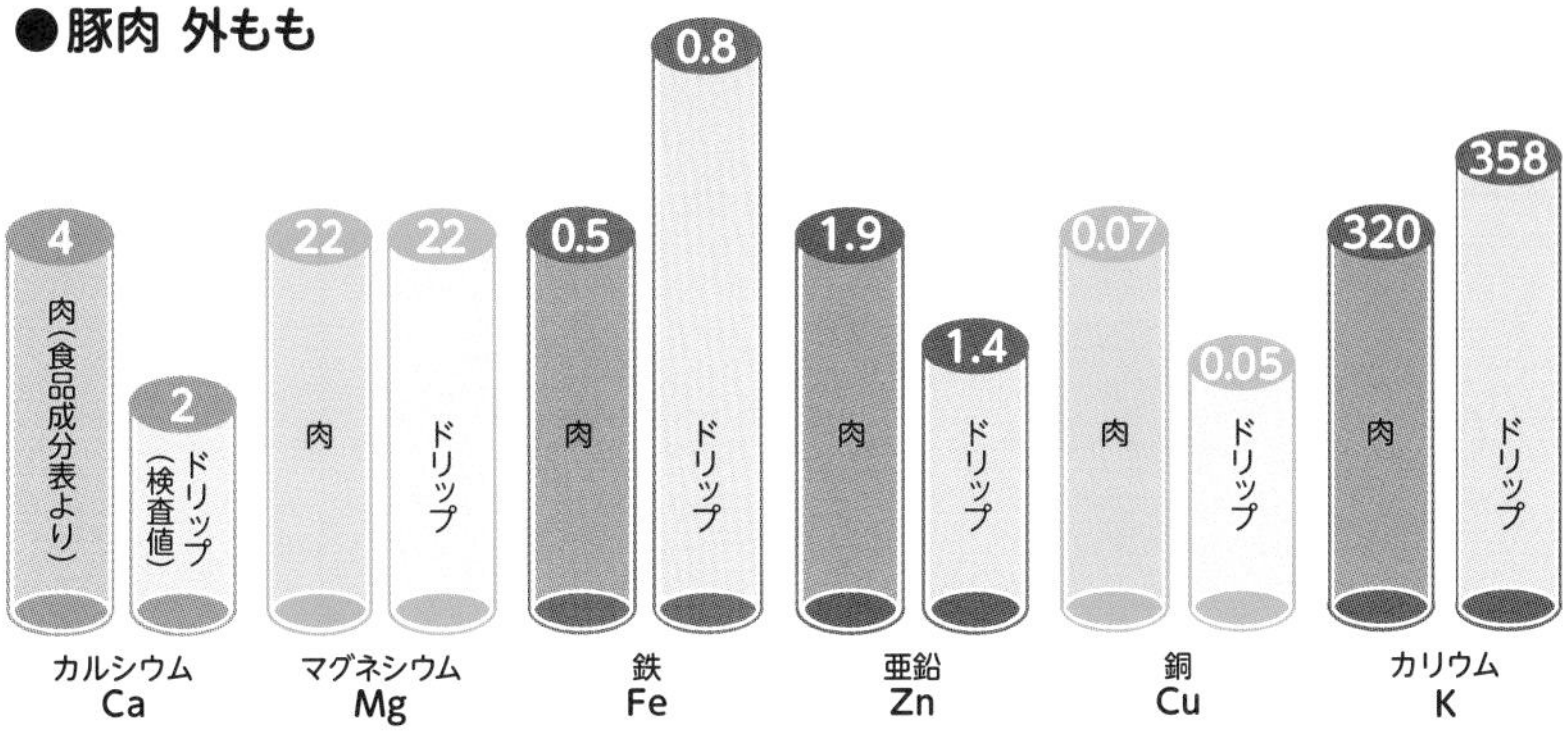

●鶏肉 むね

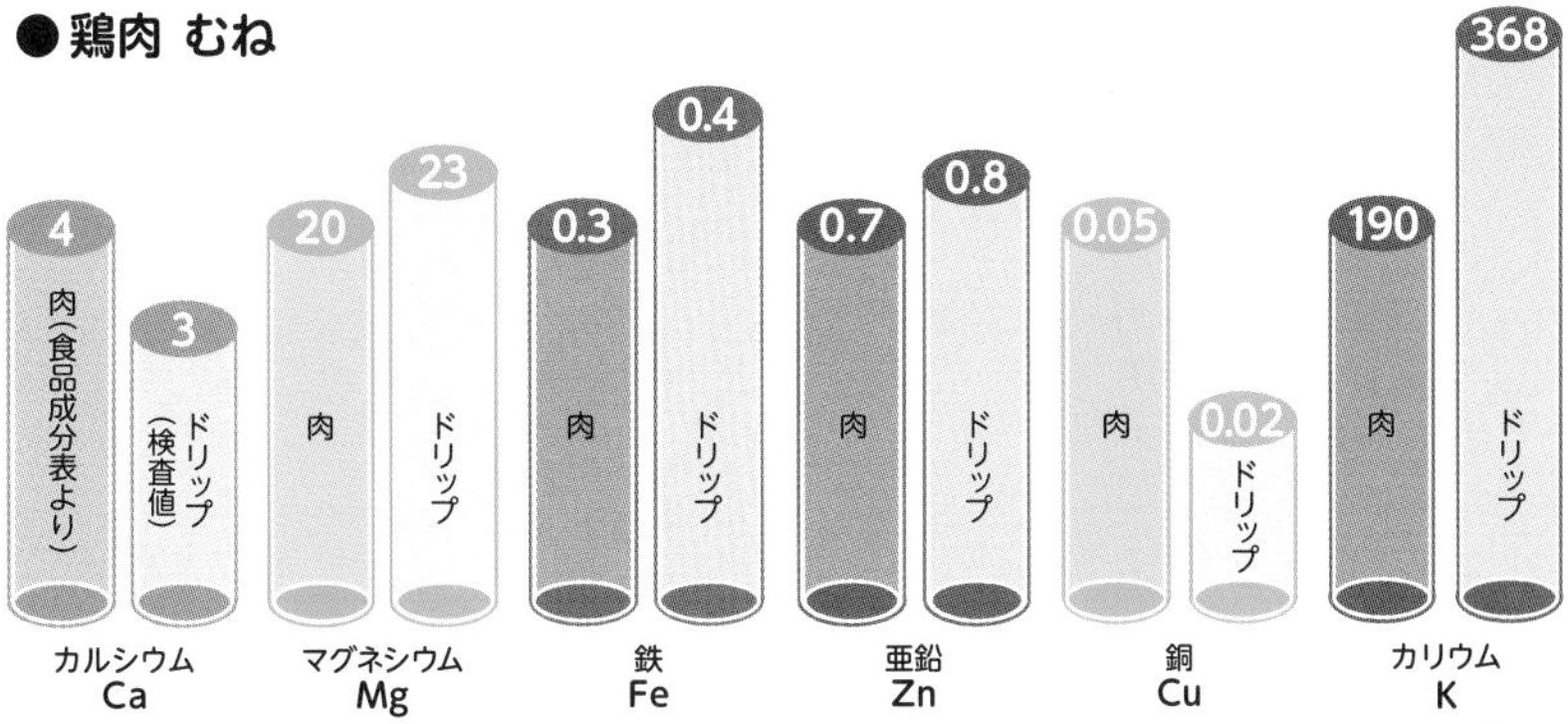

（単位 mg）

・肉のミネラルは食品成分表より
・ドリップに含まれるミネラルは検査値

水煮食品はカリウムが抜けていた

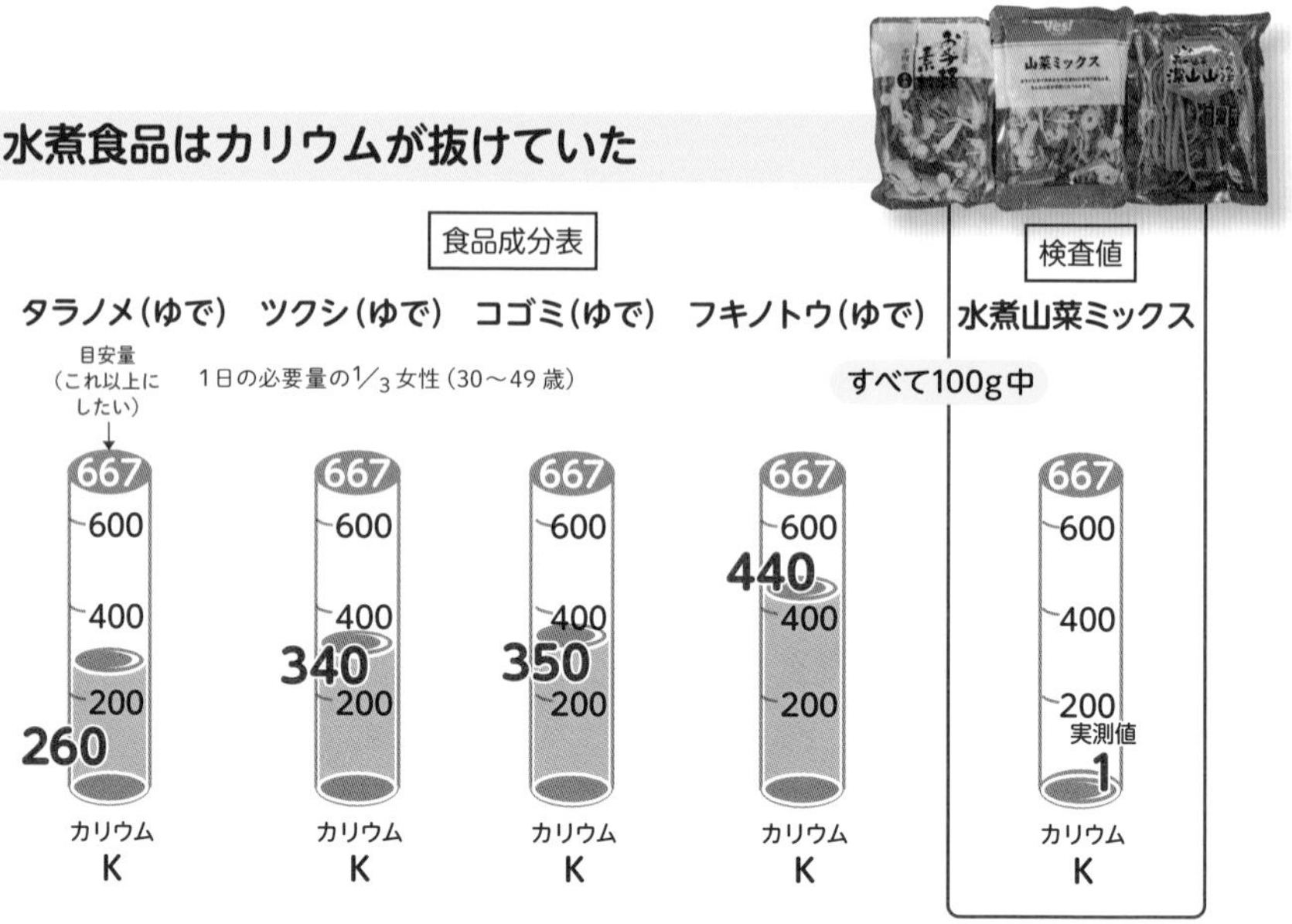

●冷凍食品を水洗い——カリウムが最悪で440分の1に

「○○の水煮」などと表示されて、スーパーやコンビニで売られている食品は、カットした食材を水煮して冷凍し、解凍後によく洗い、濁りを出さない添加物を入れてパックに詰め、加熱殺菌したものが多い。

「水煮山菜ミックス」を検査すると、カリウムは100g中1mgだった。

食品成分表に載っている山菜のカリウムは100g中、タラノメ（ゆで）260mg、ツクシ（ゆで）340mg、コゴミ（ゆで）350mg、フキノトウ（ゆで）は440mg（グラフ参照）。

「○○の水煮」野菜を、栄養士が食品成分表を用いて栄養計算すると、実際は1mgな

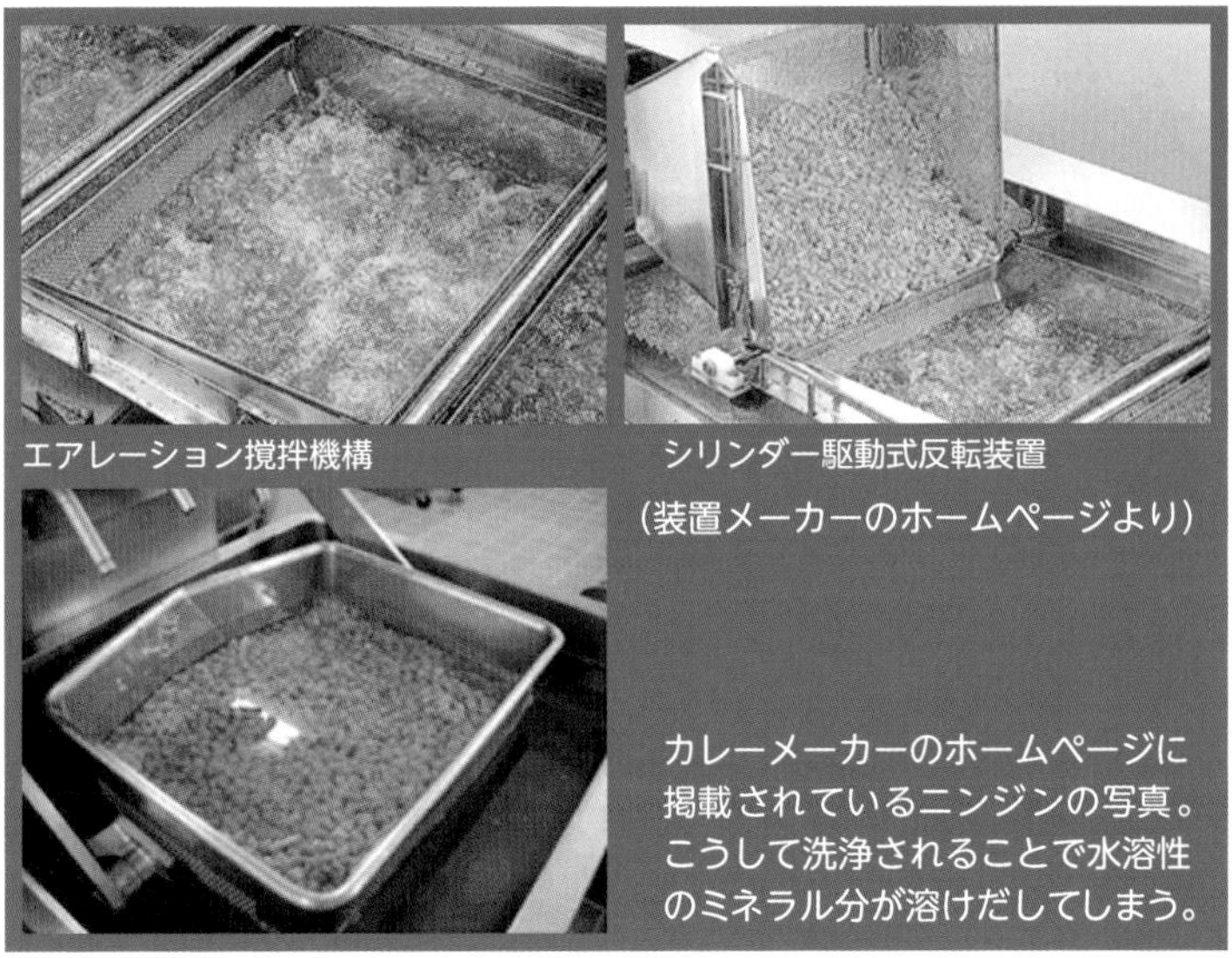

エアレーション撹拌機構

シリンダー駆動式反転装置

（装置メーカーのホームページより）

カレーメーカーのホームページに掲載されているニンジンの写真。こうして洗浄されることで水溶性のミネラル分が溶けだしてしまう。

のに、２６０倍から４４０倍も多くカリウムが含まれていることになる。つまり、ほとんど摂取できていないのに、十分に足りていることになったりするのだ。

水煮食品は、かつては業務用だけだった。それが「食べやすいサイズにカットし、下ゆで」「煮るだけで手早く調理できます」などのうたい文句で、10年ほど前からスーパーに並ぶようになり、今はコンビニでも水煮の「豚汁用野菜」や「筑前煮」が売られている。

そこで、スーパーやコンビニで水煮食品の「筑前煮」「とん汁」「けんちん汁」を買い、３種類を混ぜて検査すると、カリウムは１００ｇ中10㎎で、他のミネラルもすべて少なかった。

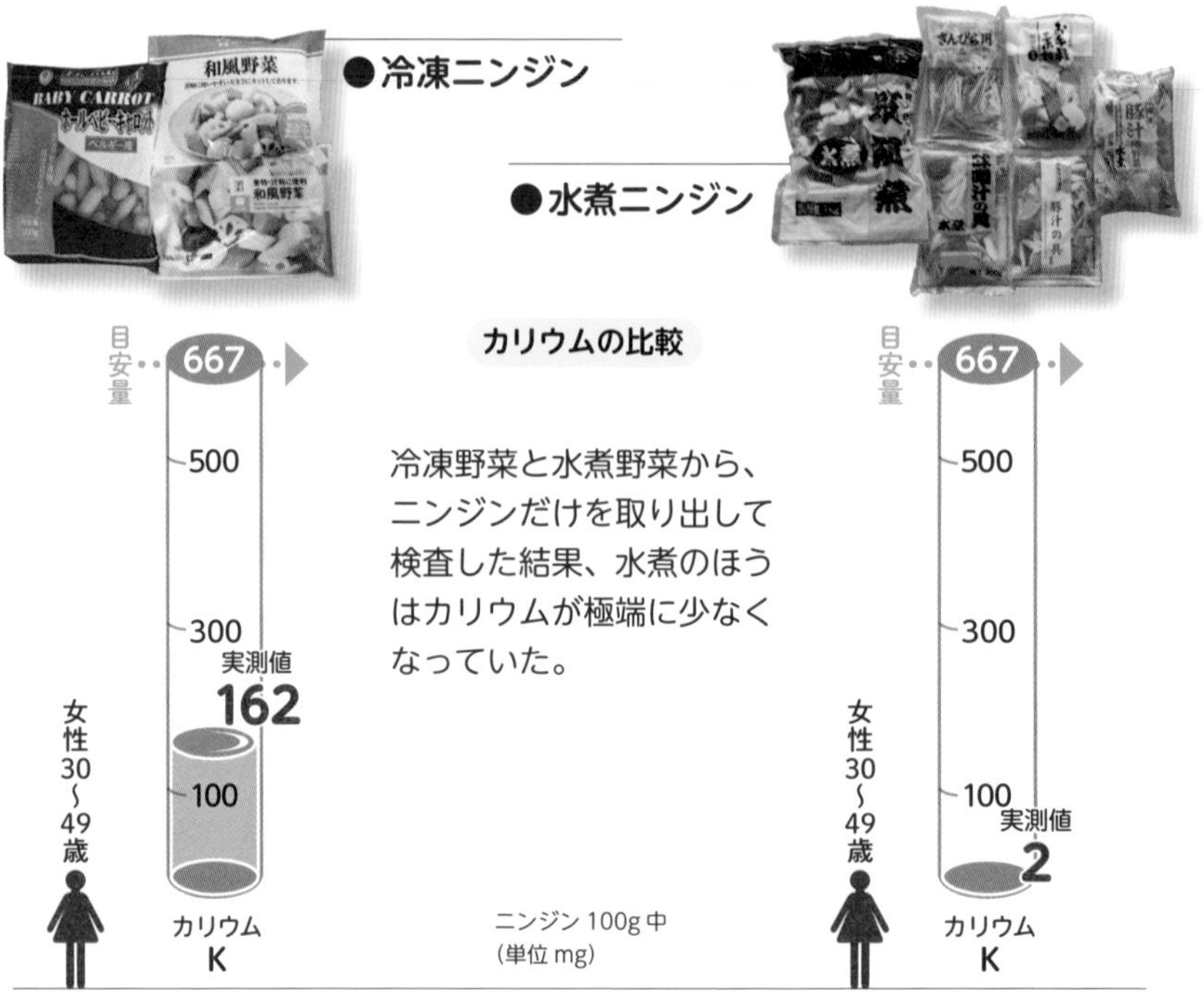

カルシウムは少し多かったが、これはコンニャクに凝固剤の水酸化カルシウムが添加されているからだ。

こんな食品なのに、「調理前に水洗いしてお使いください」と表示されている。

●冷凍野菜をそのまま使うならＯＫ

市販の冷凍野菜からニンジンだけを取り出して検査すると、どのミネラルも食品成分表の値とあまり違いがなかった。

水煮野菜からニンジンだけを取り出して検査すると、上のグラフのようにカリウムが極端に少なくなっていた。

冷凍野菜は、食べてもミネラル不足にならないし、食品成分表を用いて栄養計算してもいいのだ。

●食品衛生の専門家の罪

食品衛生の専門家や保健所は、実害がある異物は非常に少ないのに、余計な心配をして、食品の素材に用いるときは、冷凍食品を水洗いするように指導している。

ムダな手間をかけて冷凍食品を洗わせ、コストを高くして、ミネラルを激減させているのだ。罰則のない食事摂取基準は無視して、罰則を科すことができる食品衛生法に基づく指導を行なうことで、水溶性のビタミン、ミネラル、微量栄養素がゼロに近い食材にして、それが加工食品、総菜、コンビニ弁当の原料に使われ、日本を病人だらけの国にしているのだ。

野菜などの冷凍食品は水洗いせず、そのまま加熱して食べるのがいい。そうすれば、冷凍食品で微量栄養素不足になっている状態が改善される。

食品衛生の専門家は、栄養素をできる限り抜かないようにしながら、食品の衛生を確保していただきたい。

❹ミネラル摂取量が減る

●増量肉

やわらかくて冷えた状態で売られているトンカツは、増量したものがほとんどになっている。数百本の注射針を刺して筋切りしながら、水に増粘剤、増量剤、うま味調味料、甘味料、食塩などを入れた液体を豚肉に注射し、2倍以上に増量して、冷凍する。この冷凍豚肉を、トンカツの原料に用いているのだ。2倍に増量すると、ミネラルの摂取量は半分に減る。

このような「インジェクション処理」は、鶏の唐揚げでも行なわれるようになっている。

100年ほど前からヨーロッパで、ハム用の豚肉に塩と香辛料を短時間で染み込ませる目的で使われているインジェクション技術を、日本は、うま味調味料を入れて、トンカツの増量や唐揚げのジューシーさを増すのに用いて、それが広がっているのだ。

●魚もインジェクション

魚もインジェクション処理が行なわれている。焼き魚の背骨がポキポキと簡単に折れること

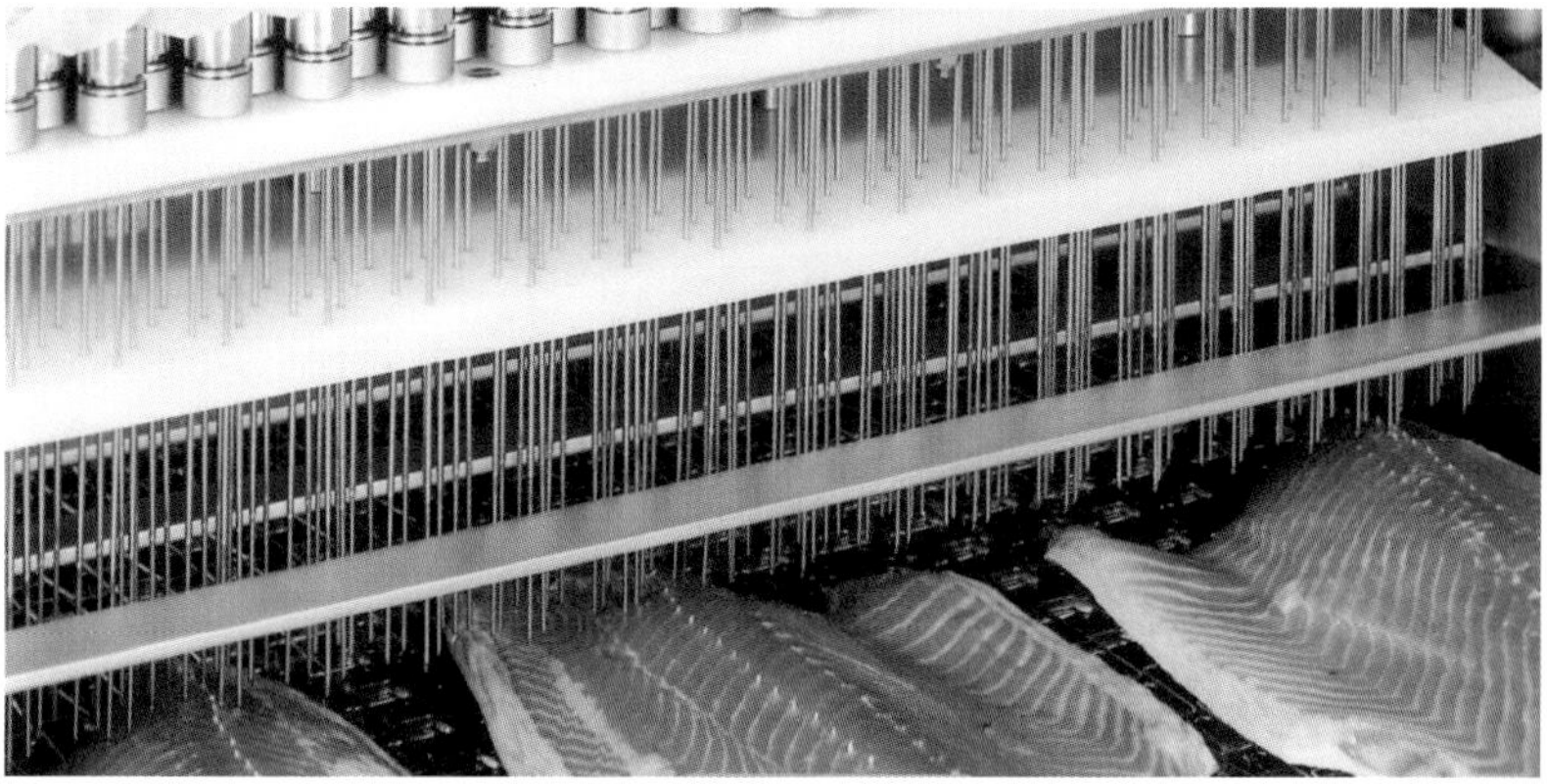

がある。それは注射針を刺しているからだ。

魚に注射するのは、日本酒、食塩、水あめ、ゼラチン、うま味調味料、増粘剤などを混ぜた調味液だ。日本酒をベースにすると、この魚を焼いて日本酒の肴にしたときに、相性がいいからだ。増量率は１〜２割と高くはないが、ミネラルの吸収を阻害するリン酸塩が入っている。

インジェクション処理した魚は、密閉パックに入れて売られている。

●成型肉

油が多くて安いくず肉を、結着剤を用いて成型肉にすることも行なわれている。

結着剤を用いても、増量割合は少ないが、油が多くてミネラルの少ない部位を用いている上に、結着剤のリン酸塩はミネラルの吸収を阻害するから、成型肉を食べても、ミネラルは意外に摂取できていないことになる。

❺ミネラルの吸収を阻害する食品添加物

ただでさえ食品中のミネラル量が減っているのに、ミネラルをつかんで体外に持ち出す添加物の「リン酸塩」が、多くの食品に使われている。

冷凍食品には、解凍したときに形が崩れないようにリン酸塩が用いられているし、ケーキの生クリームも、車で輸送されるものは、形が崩れないように添加されている。

「リン酸塩」は、50年以上前から多くの食品に使われている。分子が大きくて腸から吸収されない安全な添加物とされ、どんな食品にも使える上、使用量の制限がなく、表示も一括表示でいい。「pH調整剤」「乳化剤」「安定剤」「酸味料」「調味料」「膨脹剤」「増粘剤」「イーストフード」と原材料表示に書かれていれば、リン酸塩はたいてい使用されている。

これらの表示がなくても使用されていることがあるから、食品に入っているかどうかは、正確にはわからないが、リン酸塩はほとんどすべての加工食品に使用されている。

だから完全に避けることはできないが、防衛策はある。ミネラルを多くとればいいのだ。

第4章

笑顔を取り戻した子どもたち

国光美佳

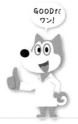

広汎性発達障害だったが、ずっと普通学級——小学2年生・健ちゃん

小学2年のとき、ミネラル補給を始めた健ちゃん。医師から特別支援学級に移ることを勧められていましたが、1日も欠かさずミネラル補給を続け、食生活も全体を見直していくと、感覚過敏や弱視なども改善し、元気に学校生活が送れるようになりました。

その後、高校まで普通学級に在籍し、今は大学生です。

●1カ月後に夜尿や不安感が緩和

「あのとき『食べなきゃ、危険！』を読んでいなかったら、今の息子の姿はなかったと思います」

健ちゃんのお母さんが語ります。

幼いころから触覚が過敏だった健ちゃんは、公園に行くと、草が足に当たった感触が不快で泣いていました。学校でも机や椅子が足に当たると不快だったため、暑い夏でも長ズボンで通っていました。

触覚過敏だけでなく、味覚も過敏で、食材の切り方や味付けにもこだわりが強く、限られた食材しか食べられませんでした。

そんな健ちゃんがミネラル補給を始めたのは２０１０年の夏休みです。

普通学級で立ち歩きなどが目立つようになった健ちゃんは、学習面でついていけないと判断され、主治医から「夏休み明けに、特別支援学級に移ったほうがよいのでは？」と言われたのがきっかけです。

こだわりの強さや味覚、触覚の過敏さはあったものの、今の状態で特別支援学級に移る必要があるのか、と悩んでいたお母さんが偶然、『食べなきゃ、危険！』に出合ったのです。

本を参考にしながら、さっそくミネラル補給を開始しました。

当初は味覚が過敏だったため、市販の顆粒ダシをやめて、煮干し、飛魚、昆布を煮出した「液体天然ダシ」をなんにでもかけたり、混ぜたりするところからスタート。

偏食が改善するのに伴って、ナッツ、ココア、海苔など幅広い食材からのミネラル補給に移行していきました。

ミネラル補給開始から1カ月後、夜尿や不安感が緩和され、知能検査の結果が上がり、主治医から「この検査結果なら普通学級でやっていけるでしょう」と言われるまでに症状が改善しました。

●1年後に断薬、弱視・斜視も良くなる

その後も、少しずつ食べられるものが増えていき、1年後には、主治医から「こんなに早くに良くなるケースは珍しい」と言われ、向精神薬（リスパダール）の処方も終了。

弱視、斜視の症状も良くなり、眼科医からは「目の機能が完璧になっています」と言われました。

その後も、高校までずっと普通学級に在籍し、2023年現在は大学生です。

「勉強のことなどで心配になることもありましたが、ミネラル補給だけは続けてきました。今は食欲旺盛で体力もつき、頼もしく感じます。これから、この先の進路も考えていきたいと思います」と、お母さんからうれしい報告がありました。

そして、お母さんは「小学2年生のころに、ミネラル補給に出合っていなかったら、おそらく普通学級には残らなかったと思います。今のこの息子の姿はなかったでしょう」としみじみ振り返りました。

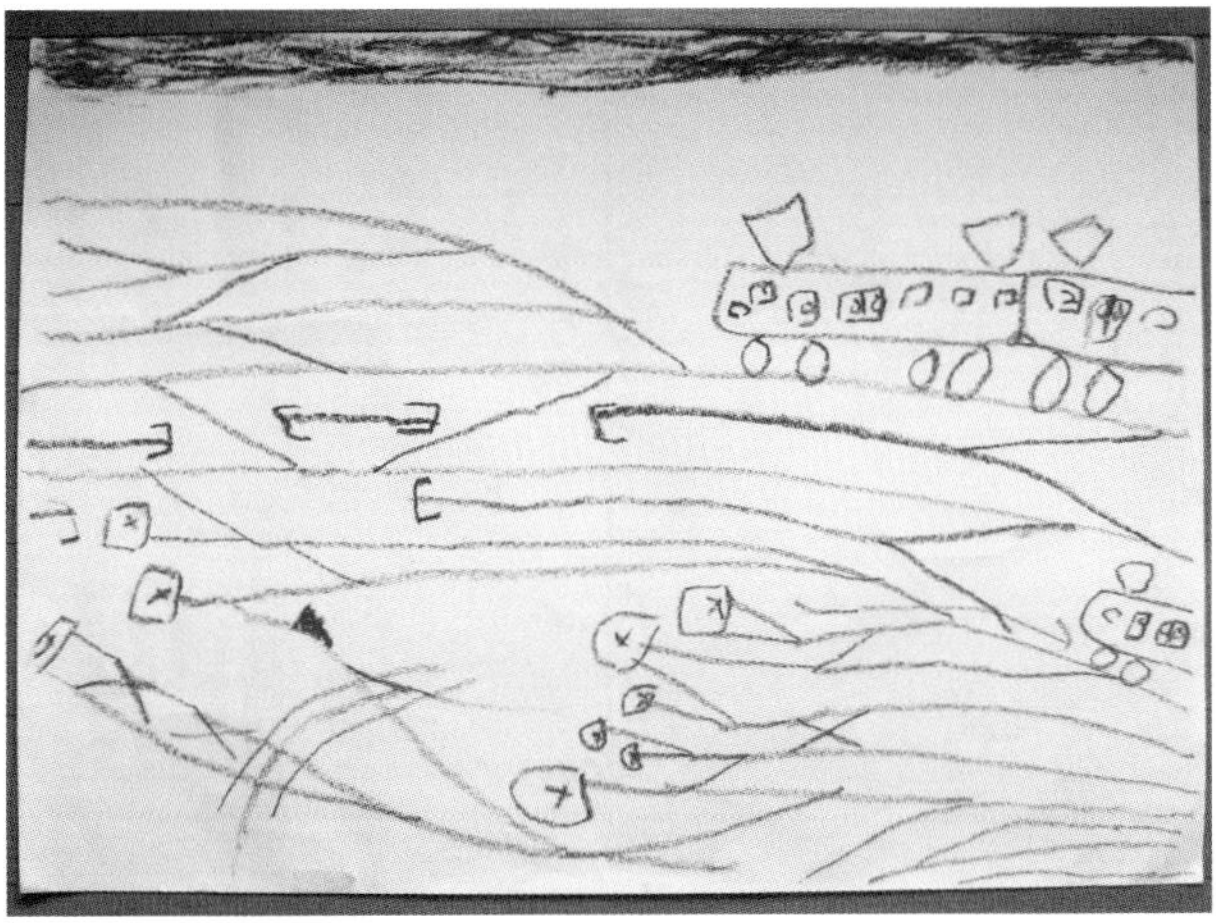

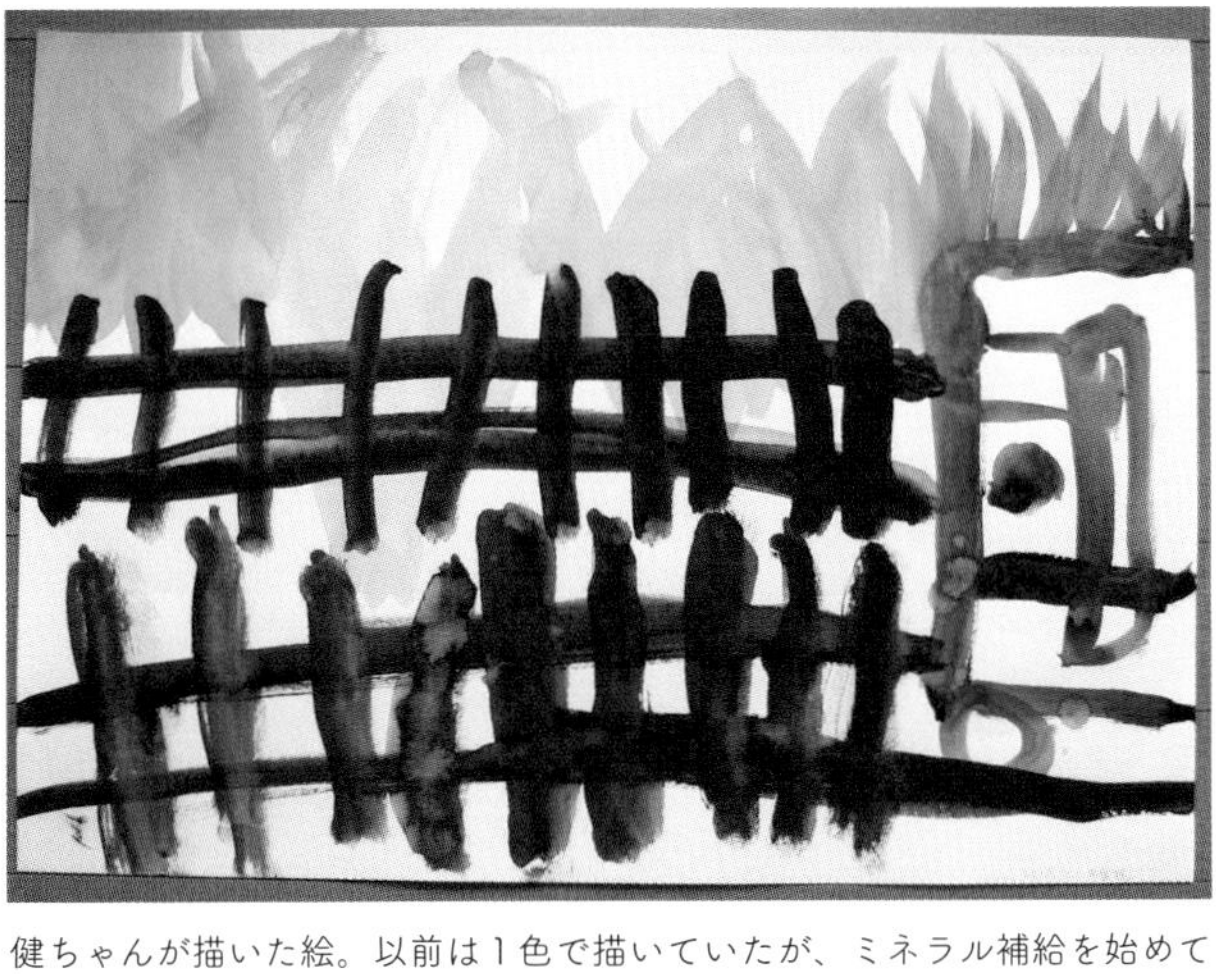

健ちゃんが描いた絵。以前は1色で描いていたが、ミネラル補給を始めてから色とりどりに描くようになった。

ＡＤＨＤが落ち着き、家族も穏やかに――小学3年生・N君

ＡＤＨＤ（注意欠如・多動性障害）と診断された後、処方されたクスリを嫌がり、ミネラル補給を始めたところ、症状の改善がみられたＮ君。家族の食卓も変わりました。

●クスリはあきらめた

Ｎ君は感情のままに動き、よく行方不明になることもあり、思いどおりにならないと、激しいかんしゃくを起こしました。雨の中、水たまりの中で寝転んで、バタバタしながら叫ぶようなこともありました。

保育園の年中組のときに、先生から「集団生活で適応しにくいところがある」と言われたので、病院へ行くと、ＡＤＨＤと診断されました。

年長組のとき、主治医から「小学校に上がるまでに、クスリを飲めるようにしておきましょう」と、向精神薬の「コンサータ」を処方されました。

ところがＮ君は、このクスリをごくんと飲み込めず、服用を嫌がります。

無理に飲ませても、元気がなくなり、シクシク泣いて、縮こまっていたりするので、逆に心配になったというお母さん。

無理に飲ませるのはやめて、そのまま小学校に上がりました。

●何度も心が折れそうに

小学校では普通学級に在籍して、週に一度、通級指導教室に通っていました。

順番を待てなかったり、屋外の活動なのに集団から飛び出したり、ケガも絶えず、勢い余って友だちにケガをさせてしまうことも。

学校から電話がかかってくるのではと、いつもヒヤヒヤしていたお母さん。夜、N君が眠って、やっとほっとする毎日で、気持ちが折れそうになることがあったと言います。

N君の様子を心配された通級教室の先生から、『食べなきゃ、危険！』を教わり、ジャンクフードを減らし、家族全員で食生活を変え、ミネラル補給を始めることにしました。

●ミネラル補給１週目からうれしい変化

小学2年の夏休みに、私に連絡があったので、「液体天然ダシ」と「天然ダシ粉末」、エキストラバージン・オリーブ油を、毎食各小さじ1杯ずつ使って、食事記録をつけながら、ミネラル補給の習慣化から始めていきました。

最初は、天然ダシの味に馴染めませんでしたが、少しずつとり続けると慣れてきてN君の味覚が変わり、お腹が空くと「おにぎりが食べたい」と言うようになりました。今までは、お腹がすいたらお菓子を食べていたのに……。

1週目からうれしい変化がありました。兄とケンカしても、N君のほうが譲ったり、買い物に連れて行くと、スムーズにお母さんのあとをついて来るようになったのです。

3週目、家族旅行でまたうれしいことがありました。旅行の2日目、N君は遊園地に行くことをとても嫌がり、お母さんと一緒に宿泊先のホテル周辺ですごすことになったのです。

この日も暴れるのを覚悟したのですが、「お母さん、ぼくのせいで……ごめんね」と言ったのです。N君に人を思いやる気持ちが出てきたので、お母さんは驚きました。

4週目、地元の祭りで大きなステージに上がり、同学年の子どもたちと歌やダンスを披露しました。最後まで集中し、前を向いて堂々と発表する姿を見て、家族全員が感動しました。前年は、大人がたくさんいるので興奮し、ずっとキョロキョロしていたのです。

以前はよく教室を飛び出していたのですが、2学期が始まると、「図書室に行ってもいいですか?」と先生に聞いてから、行けるようになりました。その様子を見た先生から「落ち着いてきましたね」と言われました。

●「言語性理解」の数値が急上昇

ミネラル補給を始めて８カ月後。小学２年の３月に知能検査ＷＩＳＣを受けると、「言語性理解」が２年前の「74」から、「１０１」へ飛躍的に上がっていました。

３年生になって初めての家庭訪問でも、普通学級の担任の先生に「今、特に問題になることはありません」と言われて、ほっとしたお母さん。家でも、宿題に集中できる時間がぐんと伸びたと言います。

●夫婦で「かわいいなあ」

「じつは、ミネラル補給を始めて４カ月ほど経ったころ、Ｎ君が歩いている姿を見て、不意に『あっ、かわいい！』という感情が湧いてきました。心の中に温かい風が吹いた感じです。以前の私は一日中、常に心が落ち着かず、『ああ、どうしよう』『またあんなことして』と困ってばかりいたのです」

お父さんも、この時期は「かわいい」を連発していたそうで、「家庭内がすごく良い雰囲気になりました。家族全員でミネラル補給に挑戦して良かったです。これからミネラル補給を始める方には、家族全員で、学校でもクラス単位で取り組んでほしいと思います」と、お母さんはわが子だけでなく、多くの子にもミネラル補給を、と話されました。

連日のかんしゃく止み、親子で笑顔に——小学4年生・のんちゃん

激しいかんしゃく持ちだった小学4年生、のんちゃん。大声で長時間泣くので、一家は窓を閉め切って暮らしていました。

まず、お母さんがミネラル補給で元気を取り戻し、のんちゃんも始めたら、次第にかんしゃくが止み、家族に笑顔があふれてきました。

●大泣きに近所から「うるさい」

のんちゃんは2歳半のころから泣き出すと止まりませんでした。

お母さんが抱っこしても反り返って泣き続け、夜泣きも毎晩でした。感覚が過敏で、誰も気づかない臭いや味の違いに気づき、ごく小さな音を聞き分け、洋服のタグを嫌がりました。

1時間近く泣き止まないことが1日に5回ほど起きるので、お母さんも家族も、いつもハラハラ。近所の人から「うるさい」と苦情を言われることが多く、泣き声が外に漏れないよう、窓を二重にして、閉め切って生活していました。

幼稚園の年長組の終わりごろになると、泣き方や暴れ方がさらにひどくなり、お母さんも心身の限界が近づいていました。

地域の発達相談施設へ向かいましたが、「発達障害だったら、人を選ばないで、どこでも騒ぐはずです。繊細で寂しいだけなのでは？」と言われ、診断は出ないままでした。

子どもリハビリセンターへ月2回通っても、家で泣いて暴れ、時にはお母さんを蹴ることもありました。

小学校へ上がると、状況は一段と悪化していきました。

お母さんは、不安定な精神状態に陥り、眠りが浅くなりました。ＰＭＳ（月経前症候群）で、生理前になるとイライラして、菓子パンやジュース、ビールを暴食暴飲しました。低体温で、肩こりがひどく、栄養ドリンクと痛み止めのクスリが手放せない状態で、向精神薬を服用していた時期もありました。

●お母さんからミネラル補給

私の食育講座を受講していた知人から、ミネラル補給の実習対象になってほしいと頼まれ、２０１７年11月から、お母さんのミネラル補給が始まりました。

開始から１週間で、お母さんのＰＭＳが軽くなり、熟睡できました。体温は36℃台へ上昇。

1カ月後、暴飲暴食が止まり、小魚やアーモンド、魚の定食に食の好みが変わりました。気分が落ちる日は1日もなく、8週目にはイライラしなくなりました。

冷凍食品をやめ、市販の顆粒ダシを「天然ダシ粉末」に替え、リン酸塩に注意して食材を選ぶようになりました。体温は36℃台で安定し、花粉症も改善しました。

●のんちゃんも3カ月で、ひとりで宿題

2019年の夏休み、のんちゃんもミネラル補給に本格的に取り組み始めました。

のんちゃんは偏食がひどかったので、食材からのミネラル補給と合わせ、最初は「液体天然ダシ」を水で薄めた「ミネラルスープ」をおちょこ1杯飲むことを日課にしました。

開始から1週間で、のんちゃんと兄、弟の仲が良くなりました。それまでは、お母さんが目を離すときょうだいで大喧嘩になり、のんちゃんが40分も泣き続けていたのです。かんしゃくの回数も減ってきました。

3カ月後には、朝、少しイライラしても、10分くらいで落ち着いて登校。そして、初めてひとりで宿題をすることができました。

以前は、宿題を始めると泣いて暴れて、かんしゃくを起こし、お母さんが、なだめながらつきっきりで助けていたのです。

兄とよく会話し、弟をお風呂に入れてくれるようにもなりました。味覚が変わり、嫌がっていた魚をおいしいと言って、おかわりしました。兄弟揃ってミネラルスープを飲み、笑顔の毎日です。

お母さんは食品の表示を見るようになり、合成洗剤や消臭剤、柔軟剤を避け、食材と同じように無添加の製品を選ぶようになりました。

●コロナ禍でもかんしゃくは起きず

お母さんは、コロナ休校の期間をチャンスと考え、ミネラル補給をしっかり続けました。２０２０年６月に学校が再開した後もかんしゃくは起きず、今まで以上に笑顔が増えました。月刊誌の電話取材に、のんちゃんは「かんしゃくもないよ」と元気な声を聞かせてくれました。

そして、私に手紙を書いてくれました。

手紙には、「こんな思いを他のだれにもさせたくない」「わたしと同じような人を助けたい」「今は、すっごくしあわせです‼」と書いてありました。まだ小学４年生なのに、他人を思う気持ちが表れています。

のんちゃんは、自分のかんしゃくが家族に心配をかけていたことがわかっていたのに、でも「止められなかった」。このつらさを食で解決できることを多くの方に知っていただきたいです。

不登校、携帯依存から脱却——高校1年生・あやのちゃん

あやのちゃんは高校1年の秋、不登校をきっかけに心療内科にかかり、クスリの異様な効果と副作用を感じました。服用3日でクスリをやめてミネラル補給を始めると、次第に元気を取り戻しました。その体験をあやのちゃん本人が語ってくれました。

●クスリでだるくて起きられない

不登校になったときは、母に「どうして学校に行けないの?」と聞かれても、頭の中に浮かぶことを、まとめることができませんでした。本当は聞いてほしいのに、ずっと黙っているか、「わからない」としか答えられなかったのです。

あのころは、一日中携帯を持っていました。依存していたと思います。友達とメールしたり、ゲームをしたり……。携帯に逃げていたのでしょうね。

なんとかしたくて、母に心療内科へ連れて行ってもらいました。

「夜眠れない」と言ったら、その日、気持ちが前向きになるクスリだと「ジプレキサ」を出さ

れました。飲んで1～2時間経つと、異様なハイテンション状態になりました。

翌朝起きると、だるくて10時すぎまでベッドから出られませんでした。

何もやる気が起きなくて、なんだか自分が自分ではないような感じがしました。とても違和感があって、自分が何をしでかしてしまうか、わからないような感覚だったのです。「生きていてもしかたないのでは」「このまま消えてしまいたい」と思うこともありました。

私が保育園のときの担任で、当時は放課後デイサービスにいらした先生に、母が相談に行き、国光さんを紹介され、10月末からミネラル補給を始めました。

●2カ月で意欲が湧き、進路を決断

私は、甘いものが大好きで、菓子パンやお菓子をよく食べていました。

ミネラル補給を始めたものの、母が料理に「天然ダシ粉末」を入れてくれても、魚の風味に抵抗があって、最初は食べられませんでした。

学校に行っていなかったので、ミネラル補給を始めて2カ月経ったころ、ようやく私も何かしないといけないと思って、祖母の介護を手伝い、家族の食事を作り、母の仕事用のお弁当を作るようになりました。

家族に喜んでもらえるのは、うれしくて励みになりました。

このころ、母とドライブに行き、「あのままクスリを飲み続けていたら、私、今ごろここにいなかったかもしれないよ。自殺していたかもしれない。食のことを始めて、クスリをやめて本当によかった」と話しました。徐々に気持ちが変わってきたのでしょう。母は涙を流していました。

少しずつ先のことを考えられるようになりました。

12月には、「今の学校をやめて、通信制の高校に行こう」と、自分で決めました。

ミネラル補給から4カ月後、花粉症の時期になったのに、母も私も楽にすごせました。例年よりずいぶん遅れて花粉症になったのですが、くしゃみや鼻水が軽めに済みました。

●合唱の全国大会で銅賞に

通信制高校に移った年の5月、ミネラル補給を勧めてくれた先生の放課後デイサービスに通い始めました。

6月、地域の合唱サークルに入りました。社会人の方や学生さんたち30名近いメンバーで毎週4時間、集中して練習するのが楽しくて仕方ないです。

9月、地域の合唱コンクールで優勝し、11月には全国大会に出場、銅賞を受賞しました。とてもうれしくて、支えてきてくれた家族や先生、仲間に感謝の気持ちが湧いてきました。

●１年前と「天と地の差」

ミネラル補給を始めて1年経ったころ、考え方、受け止め方が本当に変わったと感じることが多くなりました。

ミネラル補給を始める前は嫌だと感じたことが、今では気にならなくなりました。ダシは、化学的なものより、天然のものを使ったほうがおいしいと感じます。菓子パンやスナック菓子はおいしいと感じなくなったので、もう買う気になりません。携帯を置いて出かけても、気にならないくらいになりました。

1年を振り返ると、まるで「天と地」くらいに違います。今はもう、1年前のことを思い出しても苦しくないのですよ。

悩んでいたあの体験があったからこそ、ミネラル補給を始めることができたし、デイサービスに通うようになり、合唱サークルに入ったのですから。そう思ったら、私、「この道を通ってきて良かったな」と心から思えるのです。

私が食でここまで変われたから、栄養の勉強をして、将来は食に関わる仕事をしたい、と思っています。悩んだり苦しんだりしている人を食で助けてあげたい。チャレンジあるのみですよね。

【筆者補足】

あやのちゃんは、その後、薬膳コーディネーターの資格をとり、高校を卒業後、通っていた放課後デイサービスに勤務。現在は、子どもたちにミネラル豊富な食事を作る日々です。

私（国光）が、中高生にミネラルの授業をしたとき、あやのちゃんから生徒さん宛にメッセージをもらいました。それをこの項の最後に掲載します。

＊

楽しい高校生活の中でさまざま経験を通して、「楽しい」「悲しい」「辛い」「苦しい」などたくさんの感情に悩むこともある時期ですよね。自分を追い込んだりしていませんか？

この年齢でミネラルの重要性を知ることってすごいことです。「知る」ことで本当に変わります。まさか毎日の食事が自分の脳や腸に深い関係があるなんて思ってもいませんでした。

今後の自分の明るい未来に向かって小さなことからできる範囲でこつこつミネラルをとっていきましょう！

第5章

子どもの成績が上がった

月刊「食品と暮らしの安全」

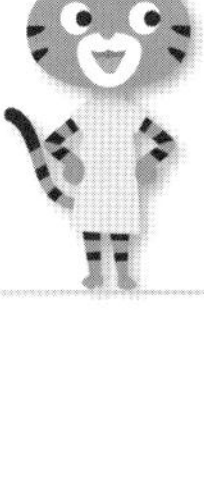

ビリから2番目で高校に入学し、学年3位に——高校2年生・R子さん

●高校2年3学期から成績が急上昇

高校2年生・R子さんの成績はクラスで20番以下でした。ところが、天然ダシでミネラルをとりだすと、2学期の期末試験で9位になり、それから8位、7位、3位と上がって、志望の大学に入学できたと、『食べなきゃ、危険！』で紹介しました。

じつは、この話にはウラがありました。当時、お母さんは言わなかったのですが、R子さんは本命の高校受験に失敗。滑り止めにも落ちて、二次募集でこの高校に補欠合格したので、学年でビリから2番目の成績だったのです。

クラス3位のあとは、大学受験普通コースの3位になり、その高校からは「難しい」と言われていた昭和女子大学に自己推薦で入試を受けることができ、早々と合格を決めました。

大学では2年と3年に、300人ほどの研修会でリーダーを務め、大学構内新聞の代表者にもなりました。

卒業後は保育士になり、結婚して、今は二児の母になっています。

●成績が悪かったころの食生活

Ｒ子さんは食物アレルギーがあり、牛乳、生魚、甲殻類を食べられません。

成績が良くなるまでの食生活は、朝はパンとオレンジジュース。昼は、自分で作った弁当。夜はお母さんが手作りしたおかず、みそ汁と白米のご飯です。お母さんは、総菜を買わず、料理はすべて手作りします。


ダシは、「味の素」は使わず、「シマヤのだしの素」を使っていました。この主成分はぶどう糖、２番目が食塩、３番目が風味原料のかつお節です。ミネラルがとれないダシで、Ｒ子さんはミネラル不足になっていたのです。

●ほとんどの料理にたっぷり入れた

そこへ登場したのが「液体天然ダシ」です。

体が喜ぶようなおいしさを気に入ったＲ子さんのお母さんは、料理にたっぷりかけました。野菜炒め、肉じゃが、卵焼き、コロッケやギョウザの具に入れ、シチュー、カレー、麻婆豆腐にも入れて煮込みました。焼き魚にもかけ、みそ汁にはできあがる直前に入れました。

「かけなかったのはサラダくらいかなあ」と、お母さんは話します。

「液体天然ダシ」だけで十分なので、食塩は使わなくなり、醤油や味噌も使う量が減りました。

その結果、「それまでと同じように勉強していても、集中力がすごくてすっきり覚えられるようになり、次にどう勉強したらいいか、アイデアも湧いてきたのです」とR子さん。

ミネラル効果を実感したR子さんは、食事の支度をするお母さんに「ダシ入れた?」と、チェックを入れ、自分で作る弁当にもたっぷり使うようになりました。

●原料まで考えると矛盾はない

市販食品のダシはアミノ酸が主成分で、ミネラルをほとんど含んでいません。

ところが、「液体天然ダシ」も4ミネラルを実測すると、あまり多くはないのです。摂取量を計算すると、食事摂取基準の「推定平均必要量」に届きません。

そこで「液体天然ダシ」を抽出した原料の煮干し、飛魚、昆布をそのまま市販食品に加えたとして、ミネラル摂取量を計算すると、推奨量を大きく超えます。

成績が上がったのは、実際に起きたこと。その事実から成績が上がった理由を考えると、液体ダシのミネラルは消化せずに、そのまま早く吸収されるので吸収率が高く、吸収量が多いのです。

だから、「液体天然ダシ」は、含まれるミネラルが少ないにもかかわらず、すぐにミネラルが吸収されることで脳や神経系がよく働くようになり、成績が上がった、と推測できます。

「ビリボーイ」が国立大に合格――高校3年生・K君

高校３年で学年のビリだった「ビリボーイ」のＫ君が、ミネラル補給を始めて５カ月後、国立大学の教育関係学部に合格しました。

ミネラル不足の生徒がミネラル補給すると成績が上がるのは当然です。でもＫ君は、短期間で最大の成果をあげました。

「奇跡が起きた！　信じてよかった！」と喜ぶお母さんの報告です。

●2週間で激変、意欲が湧いた

学校の成績が非常に悪かった息子は、精神科医から「アスペルガーの傾向」と診断され、受験まであと数カ月だというのに気力をなくしていました。

受験前年の９月下旬、「食べ物を安全に――ミネラル不足と放射能汚染」という小若先生の講演会で、ミネラルを「液体天然ダシ」で補給したら、いろいろな効果が出たことを知りました。

10月から「液体天然ダシ」を使い始めると、2週間後、息子は「お母さん、肩を揉んであげるよ」と言い出し、びっくりしました。人と触れ合うのが大嫌いな子が、私の肩をすすんで揉み始めたのです。

「何が起こったのか?」と思ったら、それから毎日のように、食後に肩を揉みに来てくれ、自分の考えや気持ちを素直に話してくれました。性格が驚くほど明るくなり、前向きで意欲的になっていきました。勉強に意欲が出て、成績も右肩あがりになりました。

ただ、塾に行く回数が増えたこともあり、わが家では経済的に「液体天然ダシ」を買えなくなりました。

自分で煮干しを粉末にしたり、すりゴマや昆布粉末を作って混ぜたりと工夫しましたが、あまりおいしくなく、また効果もさほど感じなくなっていました。

そんなとき、「『ゴマ天然ダシ粉末』の無料モニターをやってほしい」と連絡が届いたのです。「天の助け!」とばかりにモニターをさせていただきつつ、「液体天然ダシ」も再度、購入し、料理は手作りしてミネラルをとるようにし、息子の様子を見ていました。

すると、「受験なんて、落ちる気がしない!」と言われて、また驚きました。

模試の結果は、E判定からD判定に上がり、C判定も出てきました。

それでも合格は難しいところにいましたが、息子は不思議なほど意欲的で、必死に勉強し、一度も体調を崩さず、センター試験は、模試では出たことのない良い結果。
そして2月、あろうことか国立大学に見事合格し、５カ月で奇跡が起きたのです。

●食事に気をつけていたが、かつお節主体のダシを使用

わが家は食事に気をつけていて、市販食品はほとんど食べていません。玄米を取り入れ、日本食を中心にして、添加物をとらないように手作りしていました。でも、ダシはかつお節主体の無添加ダシを使っていました。

ミネラルの効果を信じて、本当に良かったです。母親の私には、はっきりと「ミネラル効果」がわかります。

ミネラルが十分に補給されると本来の自分になって、人と触れ合う安心感や、わくわくした気分が出てきて、それが希望を生み、頑張る力が出て、未来に向けて意欲的な生き方にしてくれた、と感じます。

おいしくミネラルをとれる方法を教えてくださり、ダシのモニターさせていただき、ミネラルのサポートを受けて、息子は将来の希望を見つけ、大学に入れたことを感謝せずにはいられません。

【注：K君は今、教育関係の仕事で頑張っています】

●成績が上がるのは当たり前

ビリボーイや、ビリから2番目のR子さんのように、成績が短期間で劇的に上がることはめったにありません。極まれなケースです。

しかし、日本人はミネラル不足で、脳の機能が低下している子が多いので、その中で1人だけがミネラル摂取を強化すると、脳がこれまでよりうまく機能するようになるので、成績が上がるのは当たり前です。

子どもの成績が上がったという感謝の声は数十人から届いています。

第6章

健康になり、人生が変わった

国光美佳、小若順一

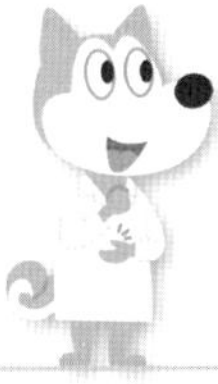

10カ月で14kg減量――設計士・大山研さん

単身赴任先の埼玉で半年間、朝はコンビニのパンと缶コーヒー、昼と夜は外食で済ませていた自然派住宅設計の断熱施工会社（株）ゼットテクニカ代表の大山研さん（当時45歳）は、国光さんの講演を聞いて、ミネラル豊富な食事に切りかえ、3カ月で8kg、10カ月で14kgの減量に成功しました。

講演後に食事を指導した国光さんの報告です。

●「ミネラル味噌スープ」から自炊に

大山さんが参加した講演会の最後は、ミネラルふりかけと、ミネラルを強化した味噌スープの試食でした。

試食をたいらげ、興味を示した大山さんに、私は「ミネラル味噌スープ」を毎日2杯、飲むことを提案しました。

「ミネラル味噌スープ」の作り方は、カップに、味噌、蕎麦粉、エクストラバージン・オリーブ油、「天然ダシ粉末」をそれぞれ大さじ1杯を入れて混ぜ、自分の味覚に合う濃さにお湯で調整したもの。それに酢を数滴入れて、さらにおいしくするようお勧めしています。

「大さじ1杯ずつ加えていくだけですね。簡単なのでできそうです」とレシピをメモした大山さんから、その翌日にはさっそく、「これおいしいです。続けてみます」と報告が届きました。

それから大山さんは、ネギやワカメなどを加えたレシピに広げながら、毎日スープを飲み続けました。ご飯も家で炊くことにして炊飯器を購入し、家で調理したことがなかったので、調理器具も買い揃えました。

ご飯は、米1・5合に、大さじ1杯の「天然ダシ粉末」を混ぜて炊きます。そのご飯でおにぎりを握り、会社に弁当を持っていくようになりました。

夕食用のスープを作るとき、翌日の弁当用に同じ材料を持ち運べる容器に入れておき、翌朝、お湯を注いで弁当用にも持っていきました。

●3カ月で8kg減量

こうして外食をピタッとやめた大山さん。食生活を変えて1カ月が経ち、「ミネラル味噌スープ」を飲むのが習慣になったころには、「疲れがたまりにくくなってきたように感じます」と、心身の変化を報告してくれました。

３カ月後にお会いしたとき、お腹まわりをはじめ、全体的にすっきりとしていて驚きました。93kgだった体重が85kgになり、「ズボンのベルトの穴が２つも縮んで、ズボンがゆるくなってきました」と笑顔だったのです。

●力がつき、イライラも減少

それからもミネラル補給を続けると、さらにスリムになり、10カ月後の体重は79kgです。「ずっと90kg台だったので、まさか自分が70kg台になるとは、思いもよらなかったです。体が軽くなった分、本当に楽に動けるようになりました。体重は減りましたが、力は逆で、以前よりついた気がします」とうれしそうです。

味覚も変わりました。

「最近は、仲間がコンビニ弁当を食べているのを見ても、全然おいしそうに見えません。前は、晩ご飯が、外食のラーメンか牛丼でした。最近はそういうものを欲しくなりました」

20代のころ、事故で両手両足を骨折する重傷を負い、後遺症による痛みをずっと抱えていました。その痛みが、自炊を始めてから軽くなったと言います。

さらに「ミネラルが充足すると、体と心が安心するので、イライラすることが減り、前向きに考えられるようになりました。遠く離れて暮らす家族への感謝の気持ちも、以前より強くなりました」と、心の面でも変化が現れ、離れて暮らす家族にも、ミネラル補給を勧めたそうです。

●誰でもすぐに成果が出る

スリムになった大山さんは自身の仕事とからめて、ミネラル補給の効果をこう語ります。

「健康な住まいには、透湿性・通気性のよい断熱材や、室内できれいな空気を吸えることを考えれば、自然素材が欠かせません。でも、人が健康でいるためには、ミネラルが非常に重要と学びました。食は、住宅に比べればお金もかからないので、やろうと思えば誰でもすぐにできき、『天然ダシ粉末』をふりかけるだけのミネラル補給で、成果もすぐに出ますし、自分の体の調子が良くなっていくのがわかるので、本当にお勧めです。今では、ミネラルのお話を聞き、行動したことで、私の人生を変えてくれたと感じています。そして、いろいろな人にミネラル補給を勧めています」

「以前は疲れが残っていてしんどいのに、寝ても疲れがとれないので、そのまま仕事に行っていました。今は、体が軽くて疲れもたまりにくく、疲れがあっても、寝ると疲れがとれるようになっていいます」

「体に痛みがあるときは、それが当たり前と考えていましたが、痛みが改善し、今は本当に健

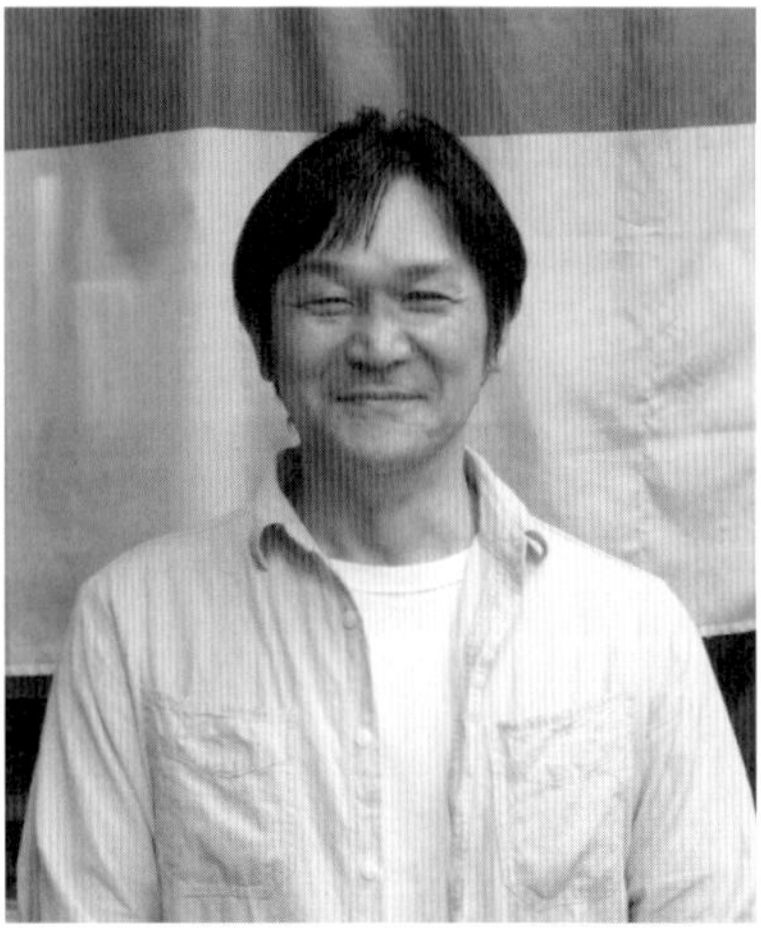

笑顔で自らのミネラル補給体験を
語ってくれた大山研さん

康なのは痛みのない状態かと思うようになりました」

男性の一人暮らしは、どうしてもコンビニや外食に頼りがち。講演などでミネラル補給を勧めても、なかなか実践していただけない状況でしたが、大山さんの体験のおかげで、「単身赴任でもミネラル補給できる」新しい道が開けたように思います。

重症の化学物質過敏症が良くなった――調理員・Eさん

今は「香害」とも言われる「化学物質過敏症」の重症患者だった女性のEさん。安全基金が行なったミネラル摂取モニター調査に参加すると、70日間でさまざまな病状が驚くほど軽くなりました。その状況を、小若がレポートします。

●原因がわからないまま10年

学校給食の調理員だったEさんは１９９２年に具合が悪くなりました。自律神経失調症と診断されたので、東洋医学で有名な医師にかかり、漢方薬で治療しましたが、効果はありません。吐き気、めまい、頭痛、筋肉痛がひどく、立っていることも困難になって、２〜３週間の病欠を繰り返すようになります。２００２年に、住んでいたマンションの外壁や階段の塗装工事があるとさらに症状が悪化。仕事を休職せざるを得なくなりました。

そんなとき、シックハウス症候群の特集番組がテレビ放映され、その症状がすべて当てはまったので、テレビに出演していた医師の診察を受け、化学物質過敏症とわかりました。

２００３年、北里大学・北里研究所病院臨床環境医学センターで2代目センター長だった宮田幹夫医師から「国内の重症患者の５本の指に入る状態」と言われました。

２００４年、近隣三方向で高層マンションの建築が始まると、体調はより悪化。少しの揺れで気持ちが悪くなり、目で物を追うとめまいを起こすので、納豆をかき回すこともできず、光が異常にまぶしく、生活音のすべてが耳元でシンバルを叩いているように響き、呼吸困難を毎日のように起こして死を感じ、体が弱って外出できなくなりました。

●ミネラル摂取モニター調査に参加し、劇的に改善

高層マンションの建築が終わり、症状が少し良くなった２０１０年に、安全基金のミネラル摂取モニター調査に参加。Ｅさんは50代になっていました。

マグネシウムが豊富な九割蕎麦を、液体天然ダシを薄めたつゆに入れ、海苔をたっぷりかけて、毎日食べ、体調を記録する調査で、途中からアーモンドも食べるようにしました。

すると、70日後には、体温が35℃台から36℃台に上がり、光や音への反応がふつうになり、体調が良くて、重いものを持っても翌日には疲れが取れ、風邪を引いてもすぐ治り、寝付きがよく、眠りが深く、朝はパッと目が覚めて動けるようになったのです。

●化学物質過敏症を広く世に知らせた

「化学物質過敏症」を初めて日本に紹介したのは北里大学の石川哲教授です。私は石川先生から、世界の最高権威であるダラス環境健康センターのウイリアム・レイ所長を紹介され、アメリカを取材中、ダラスに行ってインタビューし、それを１９９０年に『ポストハーベスト農薬汚染』のビデオで紹介して、化学物質過敏症を広く世に知らせました。

20年後、ミネラル摂取のモニター調査を行なったとき、化学物質過敏症の方から「改善した」と報告をいただいていましたが、その後、最悪に近いＥさんのような患者さんでも、ミネラル摂取で大きな効果があるとわかったのです。

●花粉症の症状も軽減

本書で取りあげたミネラル不足が化学物質過敏症の原因だとすれば、良くなった事実があるだけでなく、発症の原理を科学的に矛盾なく説明できます。

亜鉛が不足すると味覚障害が起きるように、ミネラルは人体のすべての感覚に関与しています。だから、カルシウム・マグネシウム・鉄・亜鉛の不足が続くと、いろいろな感覚に障害が起き、その中で極微量の化学物質に反応する感覚障害が「香害」や「化学物質過敏症」だと私は考えています。だから、ミネラルを摂取すると、重症患者が良くなったのです。

わかりやすく言うと、ミネラル不足で困り果てた人体が、極微量でもいいからミネラルを取り込もうと感覚を鋭敏にしているのが、「香害」や「化学物質過敏症」です。

不足したミネラルを十分にとれば、数日で過敏な症状が緩和を始めますが、病気を治すには、壊れかかっている感覚器官が正常に戻るまで、ミネラルをとり続ける必要があります。

これは花粉症でも同じです。ミネラル不足で免疫に異常が生じて花粉症の人が増えているのですから、ミネラルを十分にとれば、花粉症の症状がとても軽くなります。

●ミネラル摂取による治療法の確立を

宮田先生は、「食事ではビタミンやミネラルを十分にとりたい。特に重要なのはマグネシウム。患者の17・5％にマグネシウム欠乏が見られる。マグネシウムは蕎麦などの穀類、落花生やアーモンド、海藻類に豊富に含まれており、神経や筋肉の過剰な緊張を和らげる効果が期待できる。こうした生活改善によって、患者の7割で症状が改善する」と述べておられます。

臨床環境医学センター3代目センター長を務め、今は千葉大学予防医学センター特任教授の坂部貢院長には、本書でミネラル不足のひどい実態を再確認していただき、ミネラル摂取による「香害」「化学物質過敏症」の標準治療法を確立していただきたいと願っています。

第7章

シニアも高齢者も元気になった

月刊「食品と暮らしの安全」

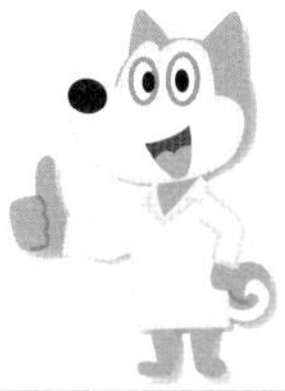

58歳からミネラルを強化で、人生謳歌――70代・Hさん

●腎盂炎《じんうえん》を繰り返し、ミネラル補給開始

「ミネラル補給？」「私は食事を手作りしているから関係ない」と思っていたのに、じつは足りておらず、ミネラルを補給したら本来の能力を発揮できるようになった方がいます。

その一人が、以前は小学校の教師だった、70代女性のHさんです。

Hさんは、58歳でミネラル補給を始める前は、年々困難になっていく教育現場で、さまざまな疲れがたまり、体調の悪化に悩んでいました。

腎盂炎を数カ月に一度繰り返し、ガンかもしれないと医師から大病院を紹介されるほど。顔はむくんで黒ずみ、人と会うのが苦痛なほどぼろぼろな状態でした。

そんなとき、ミネラル不足の人が多いことと、ミネラル補給の大切さを知りましたが、「自分がミネラル不足だとは思っていなかった」と言います。

Hさんはもともと体力がなかったので、食事は素材に気を使い、使うダシも化学調味料ではなく、かつお節・さば節・昆布・シイタケが原料の「ダシパック」。加工食品はほとんど使わ

ず、昼食は栄養価や素材を考慮して作られた自校の給食を食べていました。

でも、あまりに体調が悪かったので、ワラにもすがる思いで、ミネラル補給を始めました。

●定年後も乞われて2年、小学校教員

イワシ・飛魚・昆布から抽出した「液体天然ダシ」を、自宅では料理のダシに、職場ではお湯で薄めてスープとして飲み始めて2カ月をすぎたころ、「若くなりましたね」と言われるようになりました。黒ずんでいた肌のくすみがとれて、白くなったからです。

朝は、すっきり起きられ、体力は着実に回復していきました。

変化は体調だけではありません。

「仕事が重なっても、次々に切り抜けるアイデアが湧いてきて、今までになく手際よく仕事をこなせることに自分自身でも驚きました」

それ以前に使っていた「ダシパック」の主原料は、かつお節です。切り身にしたカツオを1～2時間煮熟《しゃじゅく》し、それを取り出して、かつお節を製造するので、ミネラルは煮汁に溶出して大幅に減っています。さば節も、切り身を煮熟して製造するので同様です。

ミネラルが抜けたダシを使っているとは知らず、Hさんは天然のままの食材だからミネラルをとれると思っていました。

「ミネラルが気持ちの安定や思考に作用していることを実感して、『食品と暮らしの安全』に連載されていた発達障害の子どもたちが良くなる変化が納得できました」と、Hさんは話し、「心身の疲労から以前は、定年まであと何年と指折り数えることが多かったのですが、今は、もう少し働いてもいい、と思えるほど体の芯に力が入っています」と笑っていました。

2年後、Hさんは定年を迎えると、校長から乞われてさらに2年間勤務することにしました。

●定年延長後、海外留学へ

「もっと働いてほしいと言われたけれど、やりたいことがある」と退職し、それから念願だった英語の勉強を始め、数度の海外留学を決行しました。

今は、英語の勉強を続けながら、働く娘を応援し、孫の世話に通って忙しい生活を送る一方、留学先で知り合った外国の方と海外旅行を楽しみ、オンラインで外国人講師に英会話のレッスンを受けています。

もちろん食事は、「液体天然ダシ」や「天然ダシ粉末」を使って手作り。70代には見えないほど肌の色つやがよく、髪の毛も豊かで、元気です。

元気でいるためには欠かせないと、息子や娘にもこのダシを届けています。

（元『食品と暮らしの安全』副編集長・丸田晴江記）

72歳でミネラル補給、84歳でも元気――84歳・B子さん

●介護でうつ状態

「９月に入ってまだ暑さが続く中、うつ状態になって、やる気が出てこない自分をもてあましていました。ご飯を作るのも面倒でした」

『食品と暮らしの安全』の読者・B子さんは当時72歳。お便りに不調を記していました。じつはB子さん、その半年前にもやる気がなくなり、怒りっぽくなって、これはうつではないかと、精神科を受診しました。そのときは、「眠れるなら大丈夫」と言われたのですが、99歳になる母親の介護中で、ときどきこのような気分に陥ってしまったそうです。

B子さんは、かつお節とコンブで蕎麦汁などのダシをとっていました。「かつお節はミネラルが乏しい」という記事を読んで納得しながら、「かつおダシは最高、おいしいよね。煮干しは苦味が出るし」と、生活スタイルは変えないでいたのです。

●「液体天然ダシ」と酢入りのドリンク、蕎麦でやる気が

心の不調を感じていたB子さんに、ある日、劇的な変化が。そのきっかけは、届いたばかりの『食品と暮らしの安全』の編集後記です。

「原稿に苦しんでいるときに、小若編集長に作ってもらったミネラル豊富なソース焼きソバを食べると、頭が冴えて原稿が進んだ」と、当時スタッフだった中戸川貢氏が書いていました。

これを読んだB子さんは、自身のうつ状態にも効果があるかもしれないと、さっそく「液体天然ダシ」を蕎麦に使い、蕎麦湯も飲んで、料理にも使うようになりました。

出かけるときは「液体天然ダシ」と酢入りのドリンクを持ち歩いていると、4日目に「やる気」が出てきて、半信半疑だったミネラル補給効果が「私にもあった」とびっくり。

元気が出たら、佐賀で開かれる中戸川氏の講演会に出席したくなり、片道約80キロを渋滞に遭いながら、往復6時間運転しました。

次は長崎県大村市で小若編集長の講演会。大村市までは片道4時間です。友人を誘って出かけ、夜の9時に講演が終わって、食事をして帰ったのは夜中の1時半すぎ。それでも翌日に疲れはなく、充実感が湧いて好調だったそうです。

食事を手作りしていたB子さんが変えたのはダシだけ。かつお節はおいしいので使ってもいいのですが、ミネラルを別にとらないと、心身に影響が出ることがあるのです。

●自分でダシをとり、活力源に

Ｂ子さんに再び連絡を取ったのは80歳のとき。

「最近、フラダンスと鍵盤ハーモニカを始めています。今でもちゃんとミネラル補給していて元気です」と暑い夏を乗り切っておられました。

84歳になった今も、張りのある声。

「２０２２年４月に佐賀で小若編集長の講演会があったでしょう。運転して行く気満々だったんですけど、遠くまで運転するのはやめて！ と、娘が言うもんですから。行けなくて残念でした」

九州の地の利で、あごが手に入るので、煮干しとあごと昆布でダシをとっているとのことでたいへんお元気そうでした。（丸田・記）

■認知症が治ったケースも

高齢者は、「あっさりした食事を」「さっぱりした食事を」とよく言われ、高カロリー、高たんぱくの流動食が市販されています。

食事摂取基準（70ページ掲載）では、高齢になってもミネラルの必要量は1割ほどしか減りません。食が細くなって30歳ごろの半分も食べられないのに、あっさり・さっぱりした食事ばかり食べていると、ミネラルが大不足になります。老齢者向け市販食品や介護食も、ミネラルを軽視した食品がほとんどで、脳や神経組織、体の機能を維持することができないどころか、食事摂取基準で病気になることが保証されたような食品がたくさんあります。

純水製造装置を買い、家で純水を飲んでいたら、認知機能が下がり、ボケたと言われるようになった人が、純水を飲むのをやめ、ミネラル豊富な食事にすると、思考力だけでなく、視力、歯、歩き方まで回復したことを『食事でかかる新型栄養失調』で紹介しています。

魚の骨が入った缶詰、練りゴマ、ヒジキなどの海藻類にはミネラルがたっぷり含まれています。食事の量が少なくなっているのですから、濃い味付けで、こってりしていても、ミネラルを十分にとれる食事にしてください。ミネラルの多い食品にしたら、元気になった高齢者がたくさんいます。

（小若）

第8章

ミネラルが不足するとこうなる

小若順一

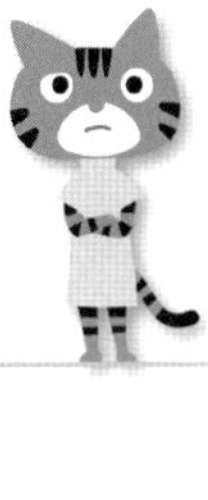

❶カルシウムが不足すると…

●人体は100種以上の元素でできている

カルシウムが不足するとイライラする。天然ダシ粉末には、イワシ、飛魚、昆布のミネラルが含まれる。ゴマ天然ダシ粉末にはゴマが加わり、それらでカルシウム不足が解消され、心が穏やかになる。だから、不調が良くなった人は、以前より性格がやさしくなっている。

人体は100種以上の元素でできている。酸素、炭素、水素、窒素が重量の96%を占め、この次に多いのがカルシウム。カルシウムより少ない元素を「ミネラル」という。

国の「国民健康・栄養調査」(令和元年)で、カルシウムとマグネシウムは男女年代を問わず1日摂取量が「推定平均必要量」を下回っているので、カル・マグ不足による不調や病気を抱えている国民が半数以上いることになる。われわれが見つけたのは、市販食品をよく食べる人はカル・マグの摂取量が推定平均必要量よりはるかに少ない、という大問題である。

日本人は昔から、煮干し、昆布、豆腐を入れたみそ汁と、小魚や貝類でカル・マグを摂取してきた。みそ汁も小魚も豆腐も飲食の量が減ったのでカル・マグ不足になっている。

●カルシウムを補うときは、ココアミルク、カフェオレ

カルシウムを簡単にたくさんとれるのが、宅配ピザと牛乳だ。

ただし、牛乳はマグネシウムが少ないという「欠陥」がある。牛乳を飲むと、カルシウムがマグネシウムを奪い、マグネシウム不足の人は、不足がさらに進んで症状が悪化する。

牛乳はそのまま飲むと、マグネシウム不足が深刻化するので、マグネシウムを多く含むココアやコーヒーを入れるのがいい。ココアミルクかカフェオレにし、カル・マグ比を２：１や、できれば１：１に近づけて飲んでいただきたい。

●ミネラルが酵素の化学反応を高める

人体の中では数千種類の化学反応が日夜、調和を保って同時進行し、それを数千種類の酵素が制御している。酵素はタンパク質で、その構造にミネラルを取り込んで、生化学反応の効率を高める酵素が１０００種類以上ある。ミネラルを１つ取り込んで、１０００倍ぐらい効率を高めたところに、ミネラルを取り込んだ別の酵素が関わると効率が１００万倍になる。３つ目、４つ目と別の酵素が関わると、最大１００億倍の効率に高まることもある。

だから瞬時にいろいろなことに対応できる。しかし、ミネラルが足りないと、体と脳の機能が低下して、声は聞こえていても、内容を理解できない、などということが起きる。

❷マグネシウムが不足すると…

●「苦い」ので嫌われた

マグネシウムが不足すると、記憶や理解力、思考力が低下して、イライラする。低体温で冷え性になり、食欲がなく、眠気が出たり、寝つきが悪く、何度も目覚め、早く目が覚めたり、便秘になり、そこから、不安、うつ、幻覚、錯乱などに症状が進行することもある。

だるい、ムズムズする、チクチクするなどの神経症状や、しびれ、ふるえなどの筋肉けいれん、こむらがえりなどの筋肉収縮、多動の症状などが起こる。

不整脈、虚血性心疾患、狭心症、心筋こうそくなどの心疾患や、高血圧などの血圧調節、脳こうそく、糖尿病、骨粗しょう症などの病気の原因にもなる。

マグネシウムは、エネルギー、神経伝達物質、ホルモンの産生や、タンパク質代謝などに関わる300以上の酵素に入って、生体の化学反応をケタ違いに促進している。だから、不足すると心と体にいろいろな異常が出て、ひどい不足が続くと脳が小さくなる。

こんなに重要なミネラルなのに、食品から抜かれるようになっている。

●マグネシウムを多く含む食品

マグネシウムは、精製する前のコメ、小麦、大麦、ライ麦、雑穀、蕎麦、トウモロコシに多く含まれている。

一番簡単にマグネシウムを多く食べられるのは十割蕎麦。八割蕎麦でもいい。

ポップコーン、焼きトウモロコシにも、マグネシウムが多く含まれている。

白米を食べないのは難しいので、白米に玄米を3割混ぜ、水を少し多めに入れて、白米と同じに炊いて食べよう。これで、主食からマグネシウムを多くとることができる。

小麦やライ麦の「全粒粉入り」即席麺やパンには、「全粒粉」はたいてい1割も入っていない。私が開発したミネラルラーメンの麺には、全粒粉を14％ほど入れている。15％を超えると一般人が食べにくくなるからで、「全粒粉入り」表示を頼りにしてはいけない。

マグネシウムをもっとも多く含む食品はアオサ。素干し5gで1食分の推奨量を超える。

他の海藻類、飛魚の焼き干し、大豆、豆腐、油揚げ、納豆にも多く含まれる。

カボチャも多いが、パック入りの加工品はマグネシウムが抜けている。

頼りになるのは、冷凍も水煮もしないゴマとナッツ類だ。食事にはゴマを多く使い、間食にアーモンドやクルミなどのナッツ類を食べて、マグネシウムを摂取していただきたい。

❸鉄が不足すると…

●女性は鉄不足になりがち

鉄は、赤血球のヘモグロビンの成分だから、女性は月経によって鉄不足が起こりやすい。不足すると、体中に酸素が行き渡らなくなり、息切れ、動悸、貧血、立ちくらみ、めまい、頭痛、むくみなどが起こる。筋肉の疲れが早く出て、運動能力が下がり、筋力の低下、疲労、肩こり、腰痛、背中痛などが発生しやすくなる。

鉄も、数百の酵素に入って、酵素を「金属酵素」に変身させ、神経伝達物質やホルモンなどの生産を自由自在に行なえるように生産効率を高めている。だから、不足すると、集中力の低下、食欲不振、耳鳴り、眼の異常、口角の炎症、舌があれる、吐き気、爪の変化、抜け毛、さらには慢性腎疾患になる人もいる。

子どもが不足すると、脳や神経の成長が妨げられて、一生、悪影響を受ける。

日本が世界との産業競争に負けるようになっている一因が、鉄不足で、記憶力や学習能力が下がり、意欲も低下しているからで、鉄を十分にとることが、日本再生のカギになる。

●レバー、海藻、豆類、煮干し、干し海老で

鉄は、食品の味を悪くし、色を黒っぽくするので、食品の販売業者や製造業者に嫌われている。水に溶けた鉄は、除鉄フィルターを通すと簡単に取れるので、食品や果汁から徹底的に取り除かれるようになっている。だから、野菜ジュースなどの飲料や、ケチャップなどの液体食品を含めると、鉄不足はマグネシウム不足と同じくらい深刻になっている。

国は、食品や飲料の精製度が高くなったことを無視して栄養計算し、鉄はほぼ足りているとし、不足への対策を取っていない。それで、不調な人や病人が増える一方になっている。

鉄を多く含む食品は、レバー、海藻、豆類、煮干し、干し海老など。

吸収されやすいヘム鉄は、レバー、魚介類などに多く含まれ、吸収されにくい非ヘム鉄は、海藻類などに多く含まれている。

鉄が体内に少ない場合は、鉄の吸収率が高くなり、多い場合は低くなる。だから、ヘム鉄や非ヘム鉄のことは気にせず、海藻や豆、小魚を丸ごと食べて、鉄を多く摂取するのがいい。

サプリメントや医薬品の鉄剤で摂取すると、鉄の過剰摂取による腹痛や便秘などの副作用が出ることがある。だから、レバニラなどの食品から摂取するほうが賢明だ。

❹亜鉛が不足すると…

●子どもの3割あまりが味覚障害

亜鉛が不足すると、味覚障害を起こすことが知られている。

２０１２年に埼玉県内の小中学生３４９人を対象に味覚を調査すると、「酸味」「塩味」「甘味」「苦味」のいずれかを認識できなかった子は31％と、２０１４年にＮＨＫが報道した。

調査した東京医科歯科大学の植野正之准教授（現教授）は、「味の濃い加工食品」をよく食べ、「人工甘味料を使った飲み物」をよく飲むのが原因としていたので、埼玉県内で買った全国流通食品の亜鉛の実測資料を複数の関係者に送ったが、反応はなかった。

国が食事を調査し、食品成分表を用いて計算したミネラル摂取量より、２００５年度に行なわれた「食品添加物の１日摂取量調査」の実測値が、はるかに少なかったのが亜鉛だ。

子どもが好きな食事の上位に、当時、カレー、チャーハン、シュウマイ、ハンバーグ、鶏の揚げ物、おにぎり、パンが入っていたから、計算値の摂取量より、実際の摂取量が少なかったのは明らかだ。

●カキの亜鉛が半分になっていた

亜鉛が不足すると、男性は勃起障害（ＥＤ）や、精子障害が起き、女性は卵巣機能が低下したり、コラーゲンを生成できなくて肌のハリがなくなったり、ケラチンが減って髪のハリやツヤがなくなる。

亜鉛も、体内の３００ぐらいの酵素に関与して、体や心が元気でスムーズに働くようにしている。だから、皮膚炎、口内炎、脱毛の原因が、亜鉛不足のこともある。

亜鉛を圧倒的に多く含むのは、貝類のカキだ。ところが、２０２２年に行なった私たちの検査では、亜鉛は半分に減っていた。水にさらす時間が長すぎるのが原因と考えられる。半分になっても１位であることに変わりはないが、栄養の本に出ている量の２倍食べる必要がある。

次に多いのが、レバー、煮干し・飛魚の焼き干しなどの小魚加工品、ウナギのかば焼きや、イワシやサバの缶詰で、その次が、非精製の穀物や豆類、ナッツ類、牛乳、乳製品である。

玄米を白米に３割混ぜて炊き、ご飯に海苔などの海藻やゴマをかけて、主食での摂取量を増やし、それに、豆腐や納豆をつければ、亜鉛の必要量を満たすハードルが低くなる。

おやつには、小豆の餡が入った菓子や、チョコレート、ココアミルクを選ぼう。

●ミネラルの重要性を学ぶ教科書

市販食品のミネラル実測を始めてしばらく経つと、『金属は人体になぜ必要か』（桜井弘著、講談社ブルーバックス）が送られてきた。

1990年代に私は、収穫後に使用するポストハーベスト農薬を取材し、実態を明らかにしていた。そのとき、横浜国立大学・環境科学研究センター・加藤龍夫研究室が農薬の残留検査を行なってくれた。その分析をしてくれた花井義道先生が本を送ってくださったのだ。

この本をたくさん買って、スタッフ全員で読み、ミネラルの重要性を理解し、その後も教科書にしてきたことが、ミネラル不足の解明に取り組む原動力になっている。

栄養士のほとんどはミネラルを軽視している。栄養士が、『金属は人体になぜ必要か』を読んで、ミネラルの重要性を理解することが、日本を良くする条件の一つだと考えている。残念なことに、今は絶版になっていて、高い中古本しか手に入らない。講談社はぜひ改訂新版を出していただきたい。

第9章

「失われた30年」の原因

小若順一

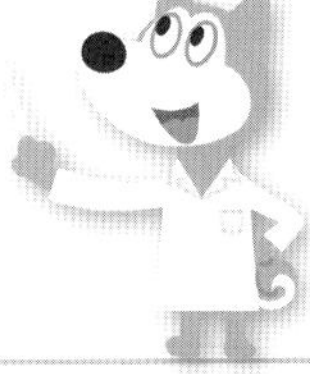

●日本人はアタマが悪くなっている

今の中高年が子どもだったとき、学力は世界一か、それに近かった。しかし、今の彼らの頭脳は世界の中ごろに下がっている。

市販食品のミネラルが減って、半数以上の国民が病気になるレベルのミネラル不足になっている。だから、脳内のミネラルが不足し、神経細胞の間を飛び交う神経伝達物質を、必要に応じて瞬時に十分に作ることができない。それで、記憶力が悪くなり、集中力も、頭のキレも悪くなっているからだ。

頭脳だけではない。免疫力が落ちて病気になりやすい。体力が落ちているので、仕事を持続する力も、忍耐力も低下している。

こうなると、さまざまな能力が低下し、ストレスにも弱いから、高い壁を超えなければならない仕事をすると失敗してしまう。

新製品の開発で外国と競争している企業は、担当者がミネラル不足のため、頭と性格と体力が弱くなっているから、ほとんど負けてしまう。

日本の宇宙開発ロケットは、発射実験に何度も失敗している。昔なら考えられない事態が起きているのも、微量栄養素不足で関係者の能力が低下しているからなのだ。

●「失われた30年」とコンビニ

「失われた30年」が始まる直前の1988年に、コンビニの店舗数が1万店を超えた。それからもコンビニは2000年ごろまで店舗数も売上げ高も急激に伸び続けた。

食生活へのコンビニの影響が大きくなっていく中で、「失われた30年」が始まったのだ。

実質給与がもっとも高かったのが1992年。そこからは小さな波を打ちながら実質給与は下がり続けて、今は1割減になっている。

コンビニ弁当を食べると、力が出なくなる体験をした人は多い。食材の中身を抜いて、見た目をきれいにし、味をシンプルにしながら、うま味を増してきたのがコンビニ食だ。

主要ミネラルしか検査していないが、コンビニの弁当、おにぎり、総菜は驚くほどミネラルが少なかった。ミネラル「だけ」を抜くのは手間もコストもかかる。コストを安くするためビタミンや微量栄養素が同時に抜かれていることは確実である。

それで、コンビニ弁当を食べると、なんとなく力が出なくなったのだ。

勤労者の元気がなくなると、業績が上がらず、給与を多く出せなくなる。そんな状態が続いていたら、実質的には給与が下がってしまった。

●所得が高い人もミネラル不足

コンビニに追随して、食品工業や食品業者がミネラルを取り除いたり、ミネラルを含まない食材を用いたから、1000種類以上の酵素が金属酵素に変身できず、本来の働きをすることができなくなったので、脳の機能が低下し、体は不調になり、病原体への抵抗力も低下した。

栄養不足の心配は、かつては低所得の人に限られていた。その後、食事が崩壊した人が加わり、さらに高価格の安全な食品を買っている高所得の人や、きれいでおいしい食品を買う大企業の従業員やその家族もミネラルが不足するようになった。

現在のすべての日本人の大問題が、食のミネラル不足なのである。

●全ミネラルが多かった居酒屋のコース料理

一般的な外食で、ミネラルが一番多かったのは、居酒屋のコース料理だ。カル・マグ・鉄・亜鉛が推奨量を大きく超えていた。コース料理を食べながら呑んでいた人は、朝と昼のミネラル不足を、居酒屋で解消できていた。

コース料理でなくても、ミネラルがたっぷり含まれている酒の肴がある。ミネラルには即効性があるから、20分も飲んでいたら元気が出てくる。居酒屋に行くと元気になるのは、酒の力だけではないのだ。

それが、コロナ禍で居酒屋が閉まり、家庭で料理を食べるようになった。

市販の総菜を買ってきて、食卓に並べると、１章に出ているようなミネラル不足になる。

家庭で調理するようになった人も、ミネラルに関心を持たない人は、市販のつゆやたれを使うから、やはりミネラルは少なくて足りない。

コロナ後は居酒屋に行けるようになったが、短時間で帰る人が多い。その分、サラリーマンはミネラル不足を解消できる機会を失っている。

●オリンピックに出る日本人選手の食事

オリンピックでは、以前にも増して日本選手が活躍している、と反論がきそうだ。

オリンピックの前に、選手たちは国立スポーツ科学センターで合宿して練習している。この施設は別名「味の素ナショナルトレーニングセンター」で、味の素㈱が食事を提供している。

われわれは、施設見学に行き、栄養指導食堂で食事をとり、一人分を持ち帰って検査に出した。女性が見学に行ったので、スポーツ選手の食事から見ると量がかなり少ないが、それでも結果は、カル・マグ・鉄が推奨量を大きく上回った。バイキングなので、選手はもっと多く食べるから、カル・マグ・鉄は推奨量の２倍以上、亜鉛も推奨量を大きく上回って摂取している。

この施設では４００人以上が合宿できる。この施設までたどり着いた選手は、能力を十分に発揮できる食事になり、良い成績を残しているのだ。

この施設のように微量栄養素もとれる食事を、味の素㈱は一般人にも販売していただきたい。

●「失われた30年」から脱却するには、40年前の食材に

4ミネラルの不足は検査して実証した。

検査費が高くて2度しか検査していないビタミンや、まったく検査していない極微量ミネラルや微量栄養素も、マグネシウムや鉄を抜くとき、同時に抜けて減っているものがある。

ミネラル不足への対策として、生物化石や岩石を原料にしたものが商品化されている。しかし、微量栄養素を補給できないから、最初は効いても、すぐに効果がなくなる。

「失われた30年」から脱却する対策は、食事の素材を、40年以上前に戻すことを基本にして推進すべきである。そうすれば、足りない微量栄養素の心配がなくなる。

栄養の専門家が、これまで調べていない微量栄養素の摂取実態を調べるのを待っていると、それだけで「失われた40年」になってしまう。対策をすぐに実行することが肝要だ。

こうして食品の中身を充実させながら、食品表示にミネラルの実測値を入れることを国に推奨させる必要がある。

第10章

「いつでも、どこでも、誰でもできる」ミネラル摂取法

国光美佳

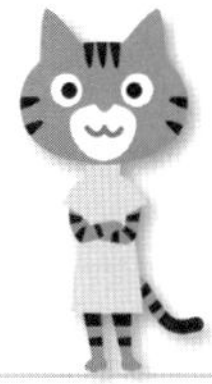

ミネラルを補うモニター調査で、心身に不調があったり、わが子の問題に悩み、疲労困憊して、食事どころではないという方の実情を目の当たりしました。

いろいろな方が、どのような食生活をしていても、できることからスタートして、段階を追いながら健全な食卓にしていく方法を考え、14年前から提案してきました。

それを実践した多くの方から、うれしい体験談が寄せられ続けています。

「いつでも・どこでも・誰でもできる」現在のミネラル補給方法を紹介します。

ステップ①：かける・混ぜる

●今の食生活にプラスする

ミネラル補給をスタートする最初のステップは、今の食生活に、ミネラル豊富な食材をかけたり、混ぜたりするところから始めます。

まずは、ご飯の炊き方を改善します。

白米を炊く場合には、ミネラルが多い玄米、雑穀、ゴマを混ぜてください。混ぜる量が3割以下なら、水加減も、炊く時間も、ふつうどおりで大丈夫です。

市販のパックご飯を利用するときは、ゴマをたっぷり、ご飯にかけましょう。

味噌汁のダシを、煮干しや昆布でとっている人は、煮干しや昆布をそのまま具材として食べてください。ダシがらにミネラルがたっぷり残っているからです。

また、ダシがらを刻んで、煮物やチャーハンの具材として使ってみましょう。

味噌汁のダシにアミノ酸調味料入りの顆粒ダシを使っている人は、その味噌汁に、天然ダシ粉末を入れてミネラルをアップさせてください。

天然ダシ粉末の魚の風味が苦手という方は、かつお節を加えてみましょう。

かつお節は、そのまま食べても、取り除いても結構です。風味が良くなるので、天然ダシ粉末入りの味噌汁も飲むことができるようになります。

天然ダシ粉末は、煮干し、飛魚、昆布をミルやミキサーで細かく粉砕すれば、家庭でも作れます。

粉状の天然ダシを買うときは、必ず表示を見て、素材以外に「調味料（アミノ酸等）」や、「酵母エキス」「たん白加水分解物」などが入っていない商品にしましょう。これらが入っていると、ミネラルを含む素材が少ないので、ミネラル不足になります。

家ではバランスよくミネラルが含まれるように、天然ダシ粉末を、さまざまな料理に「かける・混ぜる」ことからスタートしてみましょう。

●天然ダシ粉末をいろいろな料理に使う

・米を炊くときに、混ぜて炊く（米3合に大さじ1～2杯）。
・ご飯に混ぜておにぎりにする（おにぎり1個に小さじ1杯）。
・すりゴマも足してご飯に混ぜ、焼きおにぎりにする。
・納豆、味噌汁、ラーメン、カレー、チャーハンなどに混ぜる。
・あおさ海苔、ゴマと合わせて、ふりかけにする。
・ソース、ケチャップに混ぜておく。
・オリーブオイル、酢、塩や粒マスタードと混ぜてドレッシングにする。
・ハンバーグ、お好み焼きの具材と一緒に混ぜる。
・唐揚げ、天ぷらなどの衣に混ぜる。

●良質なオイルも「かける・混ぜる」

私たちの体や神経組織を構成する細胞膜の構成要素の半分近くがリン脂質です。

サラダ油やてんぷら油は、このリン脂質を不純物として徹底的に取り除いているので、細胞膜の原料として利用しにくいのです。

非精製で低温圧搾したエキストラバージン・オリーブ油や、茶色や黒色に近いゴマ油の多くは非精製油なのでリン脂質が含まれています。細胞膜を健全に保つ油をとると、神経が正常になり、お肌がきれいになります。

非精製油を、毎食、食事に少しかけたり、混ぜたりしてください。

【ミネラル味噌のねりねりスープの作り方】

味噌に、天然ダシ粉末と、非精製油を混ぜ込んでおきます。そうすれば、味噌にお湯を注ぐだけで、手軽に味噌汁ができ、ミネラルと油をとることができます。

天然ダシ粉末：オリーブ油：味噌を、1：1：3の割合で混ぜておきましょう。

1人分15gほどを、150ccのお湯で溶いて、海苔や乾燥わかめを入れれば、ミネラル豊富な味噌汁のできあがり。野菜につけてもおいしくなります。魚の風味が気になるときは、かつお節粉末を少し足すと、魚の風味が気にならなくなり、さらにおいしくなります。

ステップ②：健全な食卓づくり

第1ステップで、冷えや便秘、イライラなどの症状が改善し、ミネラル補給の成果を体感できて、味覚が正常化します。

それから第2ステップに移り、ミネラルが豊富な食材や、腸内細菌の環境を整えて、腸の状態を良くする食材を丸ごと使って、健全な食卓作りを習慣化します。

ミネラルが豊富で腸内環境を整える次の食材を常備してください。

・小魚：煮干し、めざし、ししゃも
・貝類：カキ、シジミ、アサリ
・骨ごと入った魚の缶詰
・海藻類：昆布、海苔、ワカメ、ひじき、もずく、アサオ
・たね：蕎麦、ゴマ、玄米、雑穀
・豆類：大豆、大豆加工品
・木の実：クルミ、アーモンドなどのナッツ類、栗

・イモ：長芋、里芋、サツマイモ
・発酵食品：ぬか漬け、甘酒
・野菜：オクラ、小松菜、トマト、ゴボウ

【煮干しとゴマのオイルサワー漬けの作り方】

酢と一緒に食べるとミネラル吸収率がアップします。瓶にミネラルの多い煮干し、ゴマを入れ、そこに、酢とオリーブ油も入れて作り置きしておき、毎日、食べてください。

▼材料（4〜5人分）
煮干し：80g、ゴマ：大さじ3
酢：180cc、エキストラバージン・オリーブオイル：90cc

【サバ・イワシ缶のトマト蒸しの作り方】

▼材料（4人分）
サバ・イワシの水煮缶：2缶、トマト：中3個、玉ねぎ：2分の1個
えのき：70g、生姜：10g、塩：小さじ1杯半
コショウ：少々、シソ：適量、エキストラバージン・オリーブオイル：大さじ1杯

①玉ねぎは薄切り、生姜はみじん切り、えのきはほぐして食べやすい長さに切る。
②フライパンに油を敷き、①を炒めて、コショウをふる。
③サバ缶を汁ごと加え、櫛《くし》切りにしたトマトを並べてのせて加熱する。
④シソを刻んでのせて、できあがり。

●ミネラルを逃さない調理法

家庭でも、ゆで汁を捨てる下ゆでやあく抜きは、ミネラルを捨てることになります。無水調理や蒸し料理、煮込み料理などでミネラルを逃さない調理をしましょう。野菜も、皮ごと、芯ごと、まるごと使うように心がけてください。

●牛乳・乳製品

牛乳や乳製品にはカルシウムが多く含まれていますが、マグネシウムが少なくて、カルシウムの10分の1以下なのが欠点です。

カルシウムとマグネシウムの摂取バランスは2対1がいいので、マグネシウムが少ない市販食品を食べながら、牛乳をたくさん飲んでいると、体内の少ないマグネシウムをカルシウムが奪って、マグネシウム不足を一層ひどくし、心身の不調を増大させたり、障害を起こすようになります。

牛乳をよく飲む人は、マグネシウムの多い八割・十割蕎麦や、ヒジキや海苔などの海藻類、豆腐、油揚げ、高野豆腐、納豆などの大豆食品も常食しましょう。

ゴマには、いろんなミネラルがたくさん含まれています。練りゴマはミネラルの吸収率が高く、カル・マグ比もいいので、食事に取り入れてください。

ステップ③:「ミネラルオーガニックごはん」へ

ミネラル豊富で健全な食卓づくりを目指すと同時に、食材の安全性にも気を配って「ミネラルオーガニックごはん」をめざしましょう。

全国的にオーガニック給食へ向かう動きが盛んになっています。食の安全への意識と、地球環境への関心が、子育て中のお母さん方の間にも広がってきているのです。

学校給食をオーガニックにする活動に、ミネラルを加えると、子どもたちが抱えている困った症状を改善することができます。

●ネオニコ農薬の規制を緩和した日本

オーガニック給食へ向かうとき、有機食品は少ないので、輸入農産物は「ポストハーベスト農薬」の心配がないものを選びましょう。国産農産物は、「特別栽培米」を子どもに食べさせているケースがあります。この「特別栽培米」の多くは、ふつうのコメよりネオニコチノイド系農薬が多く残留しています。

ネオニコ農薬は神経毒性があるので、胎児や子どもの脳や神経に悪影響を与えます。植物へ浸透性があり、植物全体を殺虫剤のようにして虫を殺す怖い農薬です。

EUでは、ミツバチがいなくなることから大問題になって規制が何度も強化され、今はほぼ全面禁止になっています。

ところが日本は逆で、基準を緩和し、15年以上前から、多量使用が続いていて、陸だけでなく、川や湖の昆虫も少なくなり、魚介類のエサが減って、川や湖、瀬戸内海や沿岸漁業でも魚が獲れなくなり、今は漁業でも大きな脅威になっています。

ネオニコ農薬は、１９９０年代の後半に「減農薬」と表示して使用を増やしました。植物に1年ぐらい残留するので、年に1度だけ使えば済みますが、農産物を食べた虫が死ぬのに「減農薬」表示はひどすぎると批判され、「特別栽培」という表示になりました。

日本で絶滅していたコウノトリを復活させた兵庫県豊岡市では、ネオニコ農薬を２０１４年に追放し、減農薬米の「コウノトリ育むお米」を発売。その後、「無農薬米」を増やしながら、コウノトリを増やしています。

このように信頼できる「無農薬米」や「自然栽培米」「減農薬米」を選びましょう。

●子どもが穏やかになった保育園

「ミネラルオーガニック給食」の実現は段階を追って進めていく必要があります。私が関わっている神奈川県横浜市のクレシュ新横浜の例を紹介します。

クレシュ新横浜では、このような実践を続けています。

・「調味料（アミノ酸等）」を使わず、無添加、自然発酵の調味料を使う。
・カルシウムは、牛乳のかわりに、煮干しや海藻類、大豆食品、ゴマを使い、天然ダシ粉末を子どもたちのふりかけに使う。
・コメは自然栽培米に替え、雑穀を混ぜて使う。
・炊飯した後に、エキストラバージン・オリーブオイルを回し入れる。
・精製した砂糖の替わりに、調理に加える甘味には、甘酒、みりんを使う。
・無水料理や重ね煮など、ミネラルを逃さない調理法にする。

こうして実践していくうちに、子どもたちの便秘、下痢がなくなり、免疫力のバランスが整い、キレやすかった子どもたちも穏やかになるなど、うれしい変化が見られました。給食のミネラル実測値も、5ミネラルが見事に推奨量を超えています。

【ミネラルネバネバ丼の作り方】

▼材料（2～3人分）

無農薬米：2合、雑穀：大さじ1、納豆：1パック（40g）

長芋：80g、オクラ：3本、天然ダシ粉末：小さじ1、刻み昆布：2g

エキストラバージン・オリーブオイル：小さじ1、酢：数滴

粒マスタード：小さじ2分の1、あさつき：適量

①長芋は5ミリ角に切り、オクラはゆでて薄く輪切りにしておく。

②具材の材料をすべて混ぜ合わせる。

③雑穀を混ぜて米が炊きあがったら、器に盛り付け、

②をかけて小口切りにしたあさつきをのせ、醤油を小さじ1かけるとできあがり。

できれば有機生醤油を使ってください。

●記録をつけよう

第1ステップから、第3ステップまで、子どもの食事、体温、排便の状態、その日の気分などの記録をつけてください。書き残しておくと、より確実にミネラル補給を続けることができます。

毎日の食事と子どもの姿を書くことで、食事と子どもの心身の状態が深く関係していることに気づき、子どもとのかかわり方が変化しながら、食卓全体が大きく変容していきます。

ミネラル補給を通して、食と心のつながりも体感してください。

あとがき

「発達障害です。一生治りません」と医師から診断された子の食事に天然ダシを入れ、そこから栄養豊富な食事に変えていくと、症状が良くなって、「困ったり、苦しんでいる人がいたら、助けてあげたい」という子になったケースが何例もあります。国光さんは、食事の改善を基本にして、いろいろな病気を良くしてきました。その症状名は40以上になります。

たくさんの病人を治すと、「医師でない人が病気の治療をすると医師法違反」と言われます。

これへの楯にしたのが「ミネラル実測値」と「日本人の食事摂取基準」で、2010年に『食事でかかる新型栄養失調』を出版すると批判する人がいなくなりました。

その代わり、無視されるようになったのです。私は6000万人以上を健康にしたいと思っているので、いろいろなことをして、国会や行政、栄養専門家や食品企業にアピールしてきましたが、まったく改善の動きが起こりません。

そこで、市販食品のミネラル量を増やして、たくさんの病人に治ってもらい、それで食品企業の開発姿勢を変えて、市販食品で病人を作り出さないように社会を変えながら、食品の栄養表示を強化し、栄養士の栄養計算方法と、国の食品標準成分表を現実に合うように変えさせよう、と書いたのが本書です。

　私は10万部以上売れた本を3冊出していますが、10万部で社会は変わりません。『食べるな、危険！』が20万部を超えると、スーパーの棚についている商品コピーが次々と変わっていきました。本書は、それ以上、売れる内容にしたと自負しています。

　本書がベストセラーになれば、食品企業はすぐに改善し、新商品が次々に出てきます。その新商品をわれわれが検査していると、検査費で破産するので、企業の皆さんにお願いします。ミネラルとビタミンを検査してください。そして、複数が推奨量を超えていたら、検査データを『食品と暮らしの安全』に送ってください。検査データを整理して公表し、よい食品が売れるように私たちがお手伝いします。

　市販食品が、中身の抜かれていない食品だらけになると、日本人の心身は健康になり、日本を背負える人材がどんどん出てきます。

「世の中に良いことをしろ」と、私に口癖のように言い、まわりから「大将」「親分」と慕われていた亡き父に本書を捧げます。仲が良かった父は、「ようやった。ジュン公」と、褒めてくれるに違いありません。

小若　順一

小若順一◉こわか・じゅんいち
ＮＰＯ「食品と暮らしの安全基金」代表。１９５０年、岡山県生まれ。ポストハーベスト農薬の全容解明など、食品の安全を守る活動の第一人者。１９８４年、「日本子孫基金」を設立。市販食品のミネラルを２０１０年から検査し、月刊『食品と暮らしの安全』で公表中。「食品中の非栄養性機能物質の解析と体系化に関する研究」評価委員（科学技術庁：平成12年～16年）。

国光美佳◉くにみつ・みか
「子どもの心と健康を守る会」代表。大妻女子大学家政学部児童学科卒業後、幼稚園、学童保育所に勤務。女子栄養大学「栄養と料理一般講座」修了。「食品と暮らしの安全基金」勤務を経て、「子どもの心と健康を守る会」を設立し、食事でのミネラル補給によって、発達障害、低体温、うつ症状などの改善例を発信。食生活と心のケアからの家庭教育相談、ミネラル補給法の講演活動などを展開。育児雑誌「クーヨン」（クレヨンハウス）にて「ミネラルオーガニック給食だより」を連載中。

脳にも悪い！違反食品

二〇二三年　一〇月一〇日　初版発行
二〇二三年　一一月一五日　二刷発行

著　者　小若順一
　　　　国光美佳
　　　　食品と暮らしの安全基金
発行者　中野長武
発行所　株式会社三五館《さんごかん》シンシャ
　　　　〒101-0052
　　　　東京都千代田区神田小川町２－８　進盛ビル５Ｆ
　　　　電話　０３－６６７４－８７１０
　　　　http://www.sangokan.com/
発　売　フォレスト出版株式会社
　　　　〒162-0824
　　　　東京都新宿区揚場町２－18　白宝ビル７Ｆ
　　　　電話　０３－５２２９－５７５０
　　　　https://www.forestpub.co.jp/
印刷・製本　モリモト印刷株式会社

©Junichi Kowaka & Mika Kunimitsu & Japan Offspring Fund
2023 Printed in Japan
ISBN978-4-86680-933-5

＊本書の内容に関するお問い合わせは発行元の三五館シンシャへお願いいたします。
定価はカバーに表示してあります。
乱丁・落丁本は小社負担にてお取り替えいたします。

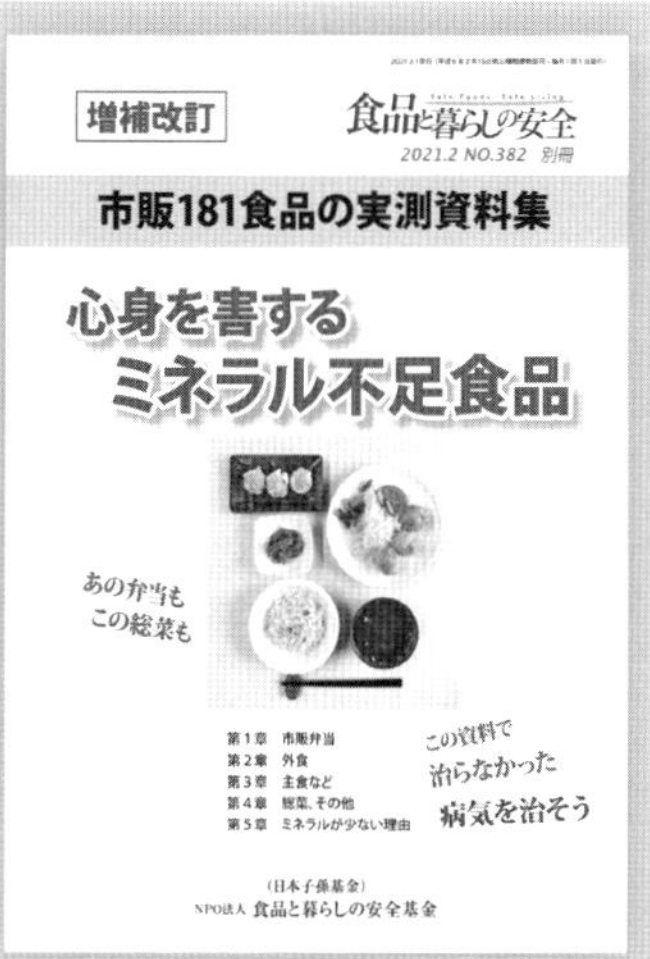

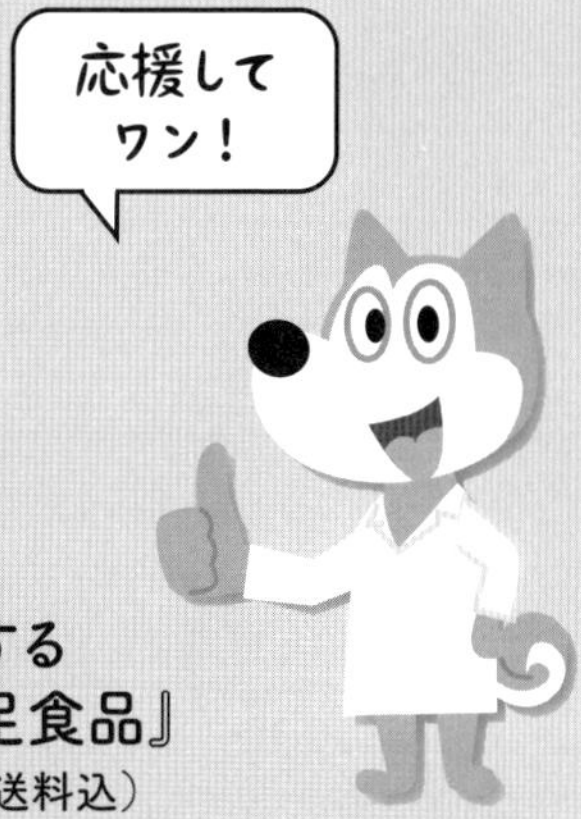

『心身を害する
ミネラル不足食品』
（1100円、税・送料込）

市販181食品の商品写真と、検査データを棒グラフで示したのが、『心身を害するミネラル不足食品』です。
この資料集には、本書よりたくさんの食品が掲載されています。
市販食品の実態をもっと知りたい方は、資料集をお求めください。

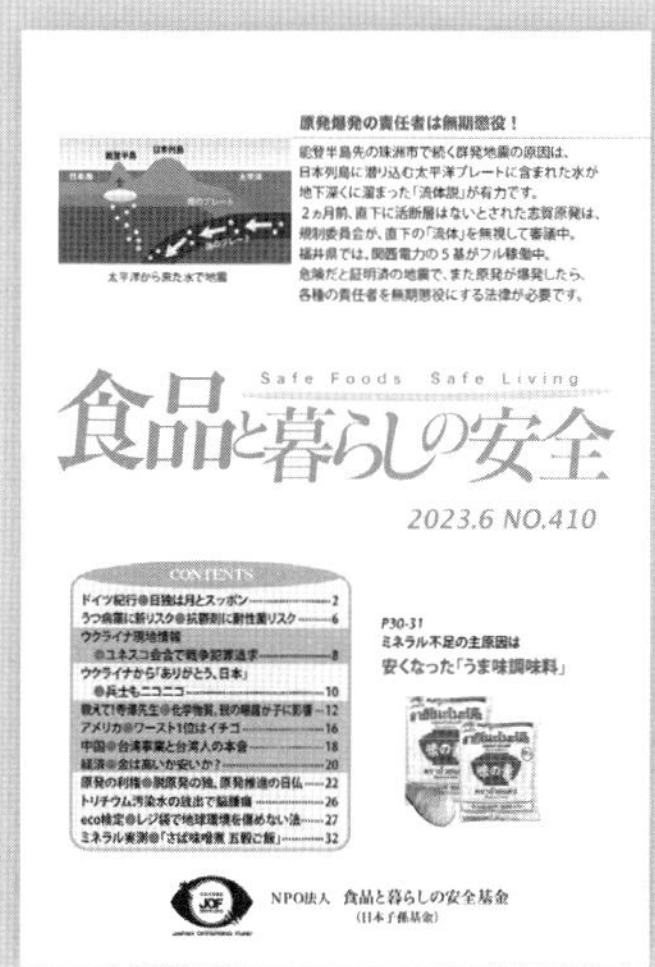

これからも食品検査を続けます。
新データは『食品と暮らしの安全』で報告します。
社会の最新情報を知りたい方は、
年間購読をお願いします。

月刊「食品と暮らしの安全」
（B5判・32頁、月1部送付）11000円／年（送料・税込）
●購読・見本誌お申し込み
TEL.048-851-1212 mail@tabemono.info
〒338-0003 さいたま市中央区本町東 2-14-18

『天然ダシ粉末』と本書で表記したのは、

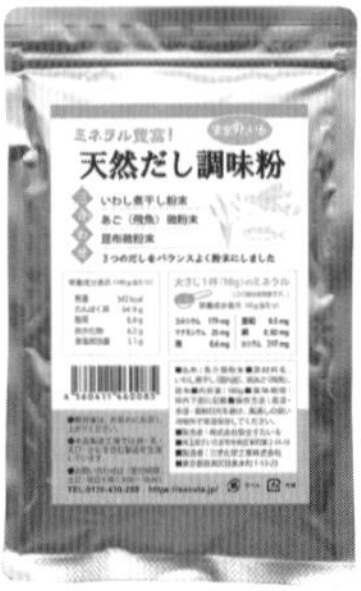

『天然だし調味粉』
180g = 2680円
500g = 5380円
（税込み送料別）

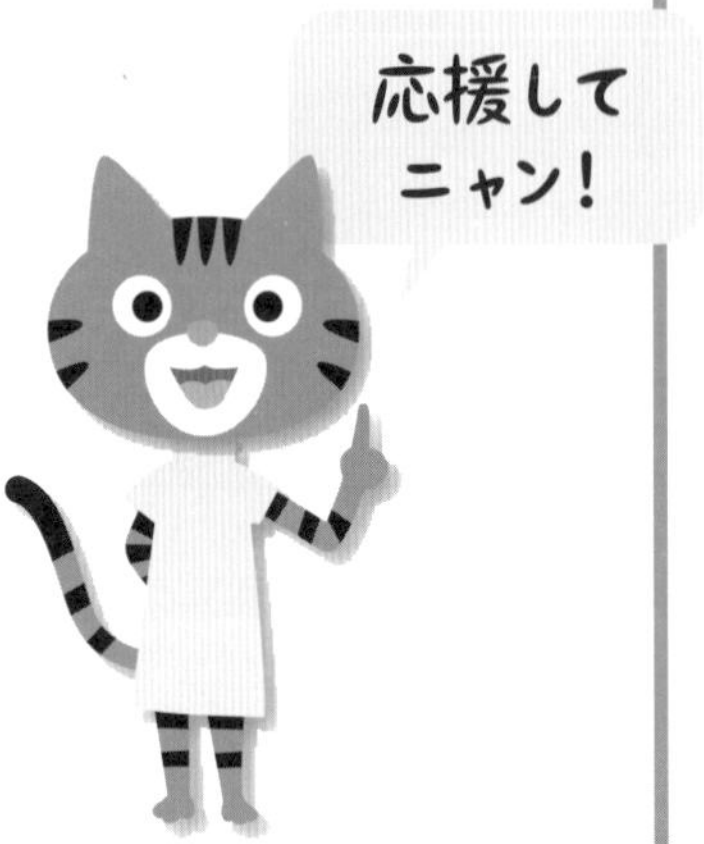

『ゴマ天然ダシ粉末』は、

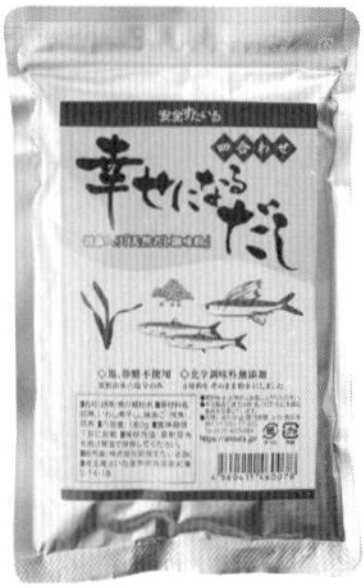

『幸せになるだし』
180g = 1930円
（税込み送料別）

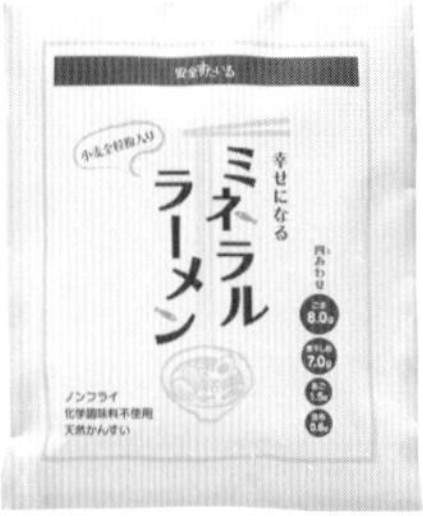

『ミネラルラーメン』
麺 80g、スープ粉末35g
330円
（税込み送料別）

ミネラル不足を補うには
イワシの粉末を街で買い、
表示した大さじより多く
使えばいいのです。
でも社会が変わらないと
病人は増え続けます。
発達障害、香害、不調で
困っている人を笑顔にし、
日本を良くするために、
私たちの天然ダシや
ミネラルラーメンをお買い
求めください。

㈱「安全すたいる」は、「食品と暮らしの安全基金」の販売部門を、2011年に分離した通信販売の会社です。売上げの一部をNPO法人が用いて活動しています。

●合計購入額が 8800円（税込）以上で、送料は無料。
●ご注文は、「安全すたいる」へ（平日9:00～18：00）
TEL.0120-430-288　FAX.048-851-1213　Email ansuta@ansuta.jp
〒338-0003 さいたま市中央区本町東 2-14-18